朝食はからだに悪い

Breakfast Is a Dangerous Meal

テレンス・キーリー
臨床生化学博士(オックスフォード大学)

野中香方子[訳]

ダイヤモンド社

BREAKFAST IS A DANGEROUS MEAL

by Terence Kealey

はじめに

神の摂理は日々、私たちに絶食という貴重な贈り物をしてくれる。私たちは前日に食べたものをひと晩かけて消化し、朝を迎える頃には、代謝は摂食モードから絶食モードに移行している。

絶食は健康にとても良い。**絶食するとインスリン値が下がり、血糖、中性脂肪、コレステロールの値も下がる。**最もありがたいのは、**体重が減る**ことだ。

一方、起きているときに私たちの多くは何をしているだろう?

朝食をとって絶食を終わらせ、昼も夜も過剰に食べ、ひいては、2型糖尿病、肥満、心臓病、脳卒中、高血圧、認知症、肝臓がん、肺がん、膵臓がん、子宮がんを招いているのだ。

朝食は少なくとも4つの害をもたらす。

① 摂取カロリーを増やす
② その後の空腹感を強める
③ 静かなる殺人者、メタボリックシンドロームを悪化させる
④ 朝食は炭水化物中心のために、さらに状況を悪化させる

朝食は1日で最も重要な食事だ。
ただし「抜くべき食事として」——。

テレンス・キーリー

プロローグ

本書の出版契約では、最初の草稿を２０１６年1月31日に出版社に送ることになっていた。ところが、その前日の1月30日、私は『タイムズ』紙の第１面に、健康ジャーナリスト、アンジェラ・エプスタインによる「８つの減量神話」と題する記事を見つけた。朝食をとらないことは、その４つめの神話だった。

「ルイジアナ州立大学の最近の研究により、朝食に２５０キロカロリーのポリッジ（オートミール粥）を食べると、昼食時の摂取カロリーが減ることが判明した」

朝食時に新聞のクロスワードパズルを解くのが趣味という人もいるが、私の趣味は「朝食は体に良い」という主張の粗《あら》を見つけることだ。では、この記事の粗はどこにあるのだろう？　草稿の締め切りまでに見つけなければならない。残された時間は24時間だ。

この記事の出どころを突き止めるのは簡単だった。出版されて間もない『ジャーナル・オブ・ジ・アメリカン・カレッジ・オブ・ニュートリション』に掲載された、ルイジアナ州立大学とペプシコ社（クエーカーオーツ社の親会社）との共同研究だ。ルイジアナ州立大学独自の研究でないのは明らかだった。

その研究は、「朝食にクエーカー・インスタントオートミールを食べた人は、ハニーナッツチェリオ（ゼネラル・ミルズ社のシリアル）を食べた人より、昼食時に食べる量が少ない」ことを実証した。

しかし、その研究では、朝食にオートミールを食べた人と朝食を抜いた人を比較しなかった。そもそも、朝食を抜くよう指示された被験者はいなかった。なぜだろう？

じつを言えば、**多くの人が信じているのとは逆に、朝食をとると、1日の摂取カロリーは大幅に増える**のだ。朝食をとると、昼食時の摂取カロリーは少々減るかもしれないが、朝食でとったカロリーはその減少分をはるかに上回る。

もし『タイムズ』紙が、『ジャーナル・オブ・ジ・アメリカン・カレッジ・オブ・ニュートリション』の研究をより正確に伝えたら、以下のようになったはずだ。

「ペプシコ社の資金提供による同社とルイジアナ州立大学の共同研究により、朝食時に250キロカロリーのオートミールを食べると、250キロカロリーのハニーナッツチェリオを食べた場合より、昼食時の摂取カロリーが少々減るという結果が得られた。しかし、**どちらを食べても、1日の摂取カロリーは増える。減るのは朝食を抜いたときだけだ**」

この短い物語が本書の核心である――。

朝食はからだに悪い◎目次

Chapter 2

ビジネスが創り出す「朝食神話」

Chapter 3

朝食を抜くと「太る」!?

Chapter 4

研究者たちの朝食ウォーズ

Chapter 5

健康な人の朝食、不健康な人の朝食

Chapter 6

朝食はいかにあなたを殺すか？

Chapter 7

重大な裏切り者「インスリン」

Chapter 8

なぜ朝、糖尿病の人は高血糖になるのか？

Chapter 9

朝食は静かな殺し屋を殺せるか？

4 「動脈硬化症」「がん」「アルツハイマー」とインスリン

Chapter 10

●

朝食の正しい抜き方・気をつけ方

〔本文をお読みいただくにあたって〕
・本文中の（※）は、訳者および編者による註記。
・血糖値などの単位については、原則、現在、日本で中心的に使われている単位に換算（そのため、原書と若干の誤差がある場合があります）。
・データの引用元、参考文献等については当社ホームページをご参照ください。
https://www.diamond.co.jp/go/pb/breakfast.pdf

Chapter 1

朝食は危険！

朝食は1日で最も重要な食事であると、誰もが信じ込んでいる。「朝食は王様のように食べ、昼食は王子のように食べ、夕食は貧しい人のように食べるべきだ」と。それは〝みんな〟がそう言うからだ。では、その〝みんな〟とは誰だろう？

1

なぜ朝食の危険性に気づいたか？

●糖尿病の私に「朝食」を勧める医師

２０１０年5月24日、妻は私をかかりつけ医のもとへ車で連れて行き、ちゃんと診断を受けるまで帰らないようにと命じた。

その2カ月ほど前から私は、日増しに喉の強い渇きを覚え、１日中、水を飲むようになった。トイレが近くなり、夜も何度か起きなければならなかった。体重は減り、筋肉は「ひびが入るような」痛みとともに衰え、私はいつも疲れていた。毎日、朝起きた時から体に力が入らなかった。

そんな私を見て妻は「きっと糖尿病になったのよ」と心配そうにした。「ほっとけばじきに治る」という私の生返事にしびれを切らしたのであろう。妻は病院に予約を入れ、私を否応なく連行したのだった。

医師に症状を説明したところ、妻と同意見で、「糖尿病のようですね」と言った。私は観念せざるを得なかった。尿検査を受けると、たしかにグルコース（※ブドウ糖）が見つかった（医師の言葉を借りれば、「尿に糖が混じっていた」）。私は糖尿病だったのだ。

医師は血液のサンプルをラボに送った。まもなく、空腹時血糖値３４７・４㎎／dl、ＨｂＡ１ｃ《ヘモグロビンエイワンシー》13・３％という結果が出た。正真正銘の２型糖尿病だ（※現在の日本を含む国際的な正常値は、空腹時血糖値１１０㎎／dl未満、ＨｂＡ１ｃ６・２％未満。なお、ＨｂＡ１ｃは過去１～２カ月間の血糖値を反映する）。

つまり、私の経験はよくある話で、賢明な妻と優秀な医師のおかげで正しい診断がなされ、私は回復へと向かったのだ。

だが問題は、私が朝食をとるように命じられたことだ。

●世界が認めるガイドライン

１９３４年、糖尿病を患う２人――小説家のハーバート・ジョージ・ウェルズと著名な内科医Ｒ・Ｄ・ローレンスによって設立された英国糖尿病学会は、英国の中心的な糖尿病患者救済団体だ。2013年には会員数は30万人を超え、収入は3880万ポンドに達した。その研究および患者への支援は、世界的に高い評価を得ている。

同学会が発行する『2型糖尿病患者への食の指針（Eating Well With Type 2 Diabetes）』は、食事について次のように助言している。

「1日3食とろう」。食事を抜かず、朝食・昼食・夕食の間隔を空けよう。これは食欲の抑制に役立つだけでなく、血糖値の管理にも有益だ。

そして、私たちがこの教えに従わない場合に備えて、同学会と国民保健サービスは、共同出版物で赤字を用いて繰り返し述べている。

朝食を抜くべからず。

米国糖尿病学会も影響力のある組織だ。会員は44万1000人、年間に調達する資金は2億2200万ドルにのぼる。学会は糖尿病患者に「朝食、昼食、夕食と、2度の軽食」をとることを勧めている。

このように糖尿病の慈善団体が食事回数は多いほうがいいと考えているのは確かだ。もちろん、朝食を推奨している。

私が糖尿病だとわかった時、**医師が朝食を含めた3食と、軽食を何回かとるように勧めたのは、世界が認めるガイドラインに従ったまで**のことだった。

●血糖値測定器が教えてくれたこと

こうしたアドバイスや指針がいかに的外れであるかに気づいたのは、血糖値測定器を医師から与えられたからだ。

血糖値測定器は携帯電話くらいのサイズの装置で、指先を針で刺して血糖値を調べられるようになっている。これを使えば、糖尿病患者は自らの病気の謎に直接迫ることができる。

糖尿病患者は血糖値測定器のおかげで、医師や国民保健サービス、糖尿病の慈善団体などの手を借りることなく、血糖値に関する公的助言が正しいかどうかを、自ら検証できるようになったのだ。

血糖値測定器を使うようになって間もなく、私は思いがけない発見をした。それは、**朝一番の血糖値はぞっとするほど高く、朝食をとると、さらに危険なほど上昇する**ことだ。

血糖値が上がっても、それでたちまち具合が悪くなるわけではないが、高血糖は無言の殺人者であり、時々刻々と私を死に近づかせる。

しかし**朝食を抜くと、血糖値は昼までに正常値に戻った。**昼食後と夕食後は当然ながら再び上昇したが、朝食をとった日の朝食後に比べると、上がり方は穏やかだった。

こうして私は、2型糖尿病患者である自分にとって、朝食が1日で最も危険な食事であることを突き止めた。

さらに何冊もの研究誌に目を通し、この発見をしたのは自分が最初ではないことを知った。先駆者の一人は、デンマーク、オーフス大学医学部のジェンズ・クリスチャンセンである。彼の実験結果を次項で紹介しよう。

2 朝食の有無で血糖値はどう変化するか？

●朝食の危険性は証明されている

次ページの図１－１は、１日３食をとる21人の健康な若者の血糖値を、24時間にわたって記録したものだ。食間の血糖値は90mg／dlを超えない程度である。食後１時間以内にその値は１１０mg／dlを超え、食後６時間以内に80～90mg／dl程度に戻る。(1)

クリスチャンセンらは２型糖尿病では何が起こるかを知るために、13人の成人の糖尿病患者の血糖値を記録した。日によって朝食をとらせたり、とらせなかったりした。ほかの条件を同じにするため、朝食を抜いた日は昼食と夕食を多くとって、１日の摂取エネルギーが等しくなるようにした。

図1-1　1日に3食をとる健康な人の血糖値

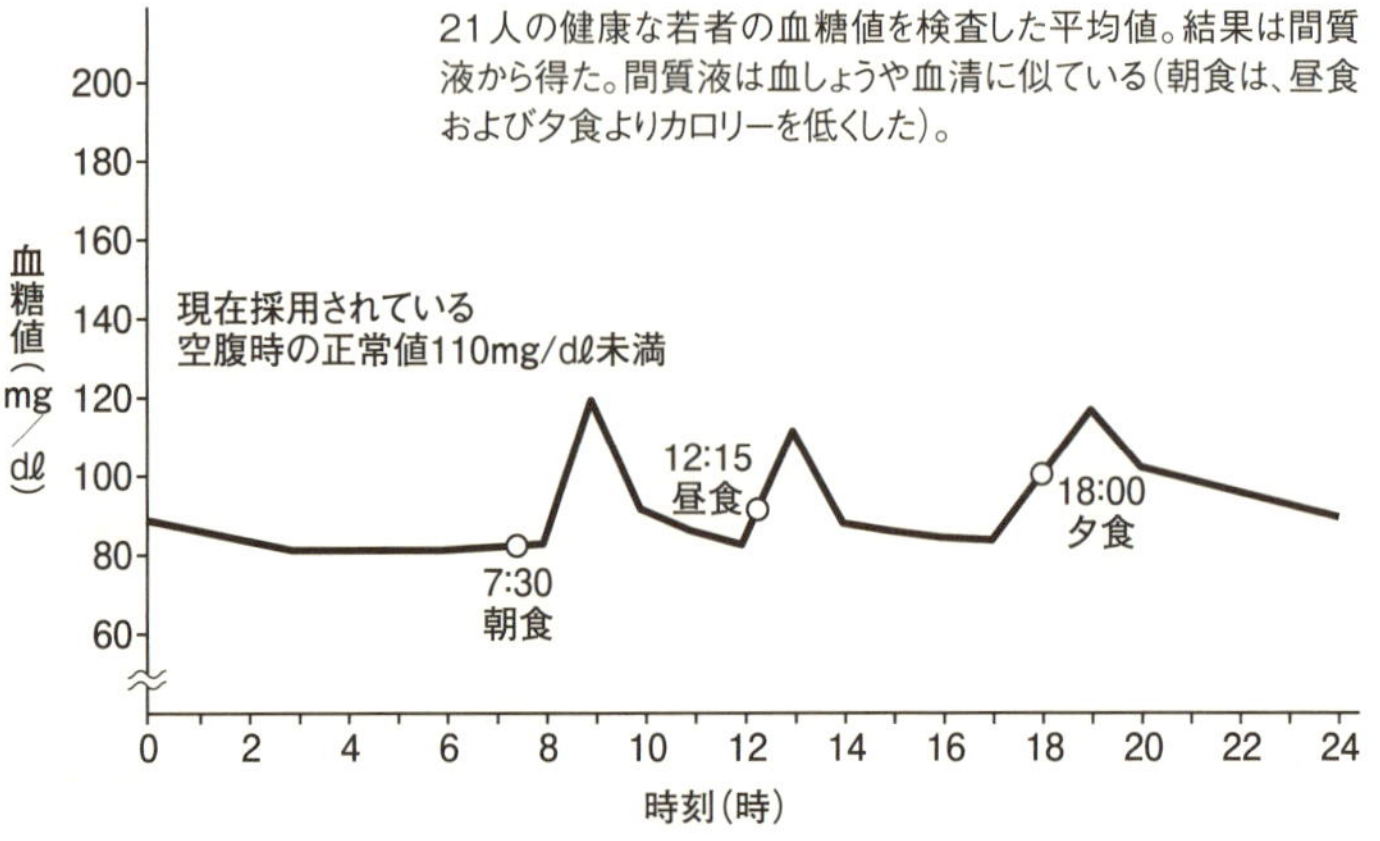

21人の健康な若者の血糖値を検査した平均値。結果は間質液から得た。間質液は血しょうや血清に似ている（朝食は、昼食および夕食よりカロリーを低くした）。

図1－2は、**朝食をとった日の糖尿病患者の血糖値**である。ご覧のとおり、糖尿病患者は朝からいきなり危険な状況に陥る。ひと晩絶食した後の彼らの血糖値は126mg／dl以下だが、朝食後、何が起きるだろう。

600キロカロリーほどの**朝食（1日の摂取エネルギーの4分の1から3分の1）をとると、血糖値は急激に上がり、**190mg／dl前後にまで到達する。この値は4時間以内に下がって元に戻るが、この急上昇はありがたいものではない。心臓発作や脳卒中のリスクを倍増させるからだ。

さらにクリスチャンセンは、**朝食をとった糖尿病患者の血糖値が1日を通じて不安定になる**ことを明らかにした。そうした不安定さは心臓病と脳卒中という2つの循環

図1-2　朝食をとった2型糖尿病患者の血糖値

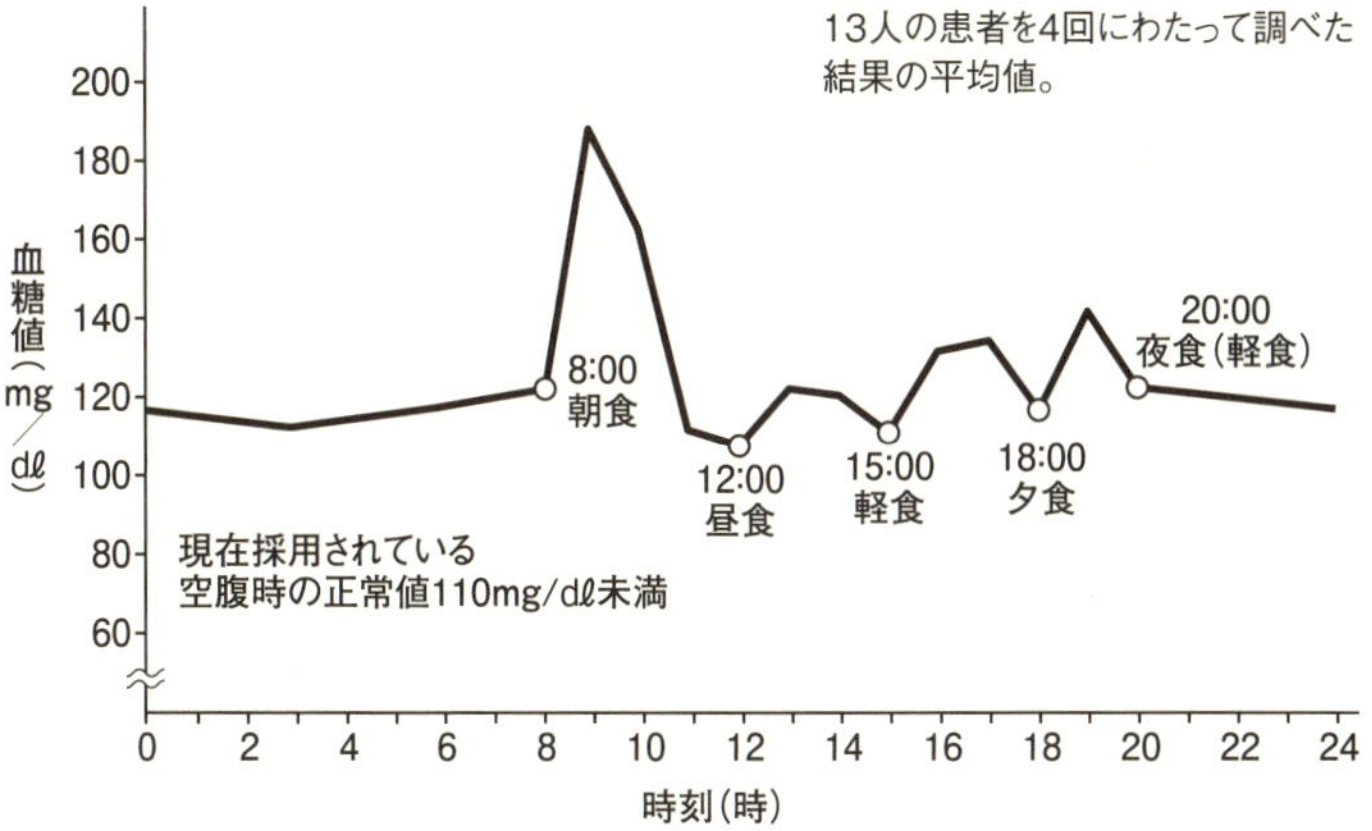

図1-3　朝食をとらなかった2型糖尿病患者の血糖値

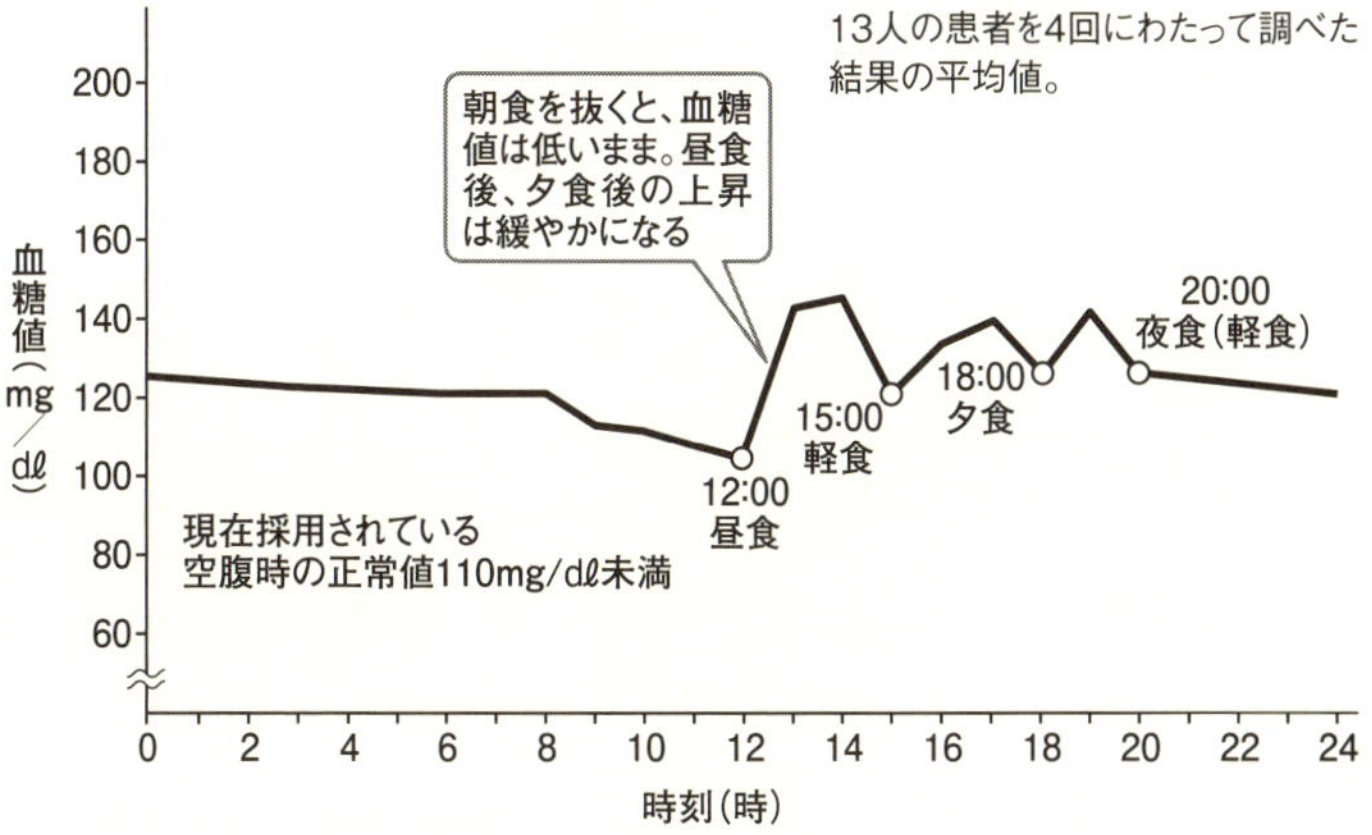

器病のリスクを高めるだけでなく、失明や腎不全、足の壊疽など、糖尿病合併症を進行させる。

次に図1－3は、**朝食を抜いた日の糖尿病患者の血糖値**だ。糖尿病患者が朝食を抜くと、血糖値は低いままだった。朝食を抜いた代わりに、昼食と夕食を多めにとるので、昼食後と夕食後の血糖値は朝食をとった日より高かった。けれども、**朝食をとった場合の急上昇に比べれば上昇は緩やかで、はるかに安全**だった（被験者は1日に2度の軽食もとったが、この分析結果への影響はなかった）。

クリスチャンセンのデータと、私自身が血糖値測定器で測った結果は、ほぼ一致した。つまり、2型糖尿病患者にとって朝食は危険だという私の思いがけない発見は、間違いではなかったのだ。クリスチャンセンの論文を読んだ人ならわかるが、この発見にはクリスチャンセン自身が驚いた。そして、私と同様に**2型糖尿病患者は朝食を抜くべき**だという結論に達していた。

では、なぜ、私は朝食をとるように指示されたのだろう？

2型糖尿病の人は「血糖値測定器」の購入を！

通常、医師が2型糖尿病の患者に血糖値測定器を与えることはない。与えられるのは1型患者だけだ。この件について、英国国立医療技術評価機構（NICE）は「2型糖尿病患者に日常的に血糖値を自己測定させてはならない」と医師に助言している。

NICEがそうした立場をとるのは、血糖値の自己測定は2型糖尿病患者のためにならないと、ある研究が結論づけたからだ。しかし、私はその結論を信用していない。

減量と体重測定について考えてみよう。

定期的に体重を量る人は、量らない人より食べる量が少なく減量に成功しやすいというのはもっともな話だ。異を唱える研究者もいるが、多くの研究者はそれを認めている。また、フィットネス・トラッカー（多機能型の歩数計）で運動量を記録する人は毎日よく歩くとされ、研究者はそれを確認している。だとすれば糖尿病患者も、自分で血糖値を測定したほうが、糖尿病をよりうまく管理できるはずだ。

英国糖尿病学会の朝食を抜くべからずという見解は間違っていたかもしれない。だが、同学会は患者の強力な擁護者であり、2型患者が血糖値測定器を与えられないことに驚きを表明している。「血糖値を自己測定しても、患者の多くはその値に応じた行動をとれず、測定を無意味なものにする。だが、そうなるのは〝血糖値の解釈の仕方を教えられておらず〟、なおかつ、〝医師たちが自己測定の結果に興味を持とうとしない〟からだ」――と。

結局のところ、英国糖尿病学会によれば、血糖値の自己測定が失敗するのは、「医師は患者の自己管理に期待し」、一方、「患者はその結果の活用を医師に任せようとする」からなのだ。

しかし、私はグルコースと脂肪の生化学を専門とする研究者であるばかりか、医師でもあるので、血糖値の解釈について教わる必要はなかった。主治医が提供してくれた血糖値測定器に私は感謝している。そのおかげで私は、糖尿病を管理できるようになったばかりか、従来のアドバイスが間違っていることに気づくことができた。

もっとも、少し教われば、一般の人でも血糖値の解釈は難しくない。むしろ2型糖尿病患者の誰もがそうした教育を受けるべきだ。そうすれば、彼らは正しい食生活を送れるようになるだろう。

偉大な医師リチャード・バーンスタインは、時代を数十年も先取りして、1型糖尿病患者に低炭水化物食を勧めた。現在、2型糖尿病のための第2のバーンスタインが求められている。

血糖値測定器とその試験紙（センサー）は、どこの薬局でも処方箋なしで買える。読者が2型糖尿病患者で、血糖値測定器を持っていないのであれば、ぜひとも購入をお勧めしたい。ただし、血糖値についてお勧めできる解説書は今のところないようなので、本書を参考にしていただきたい。

3 いつから人は朝食をとるようになったのか？

●朝食をとった時代・とらなかった時代

ここで朝食の歴史を少し振り返ってみよう。

３０００年ほど前のある朝早く、ギリシャ軍は、将軍２人が口論する間、動きを止めていた。ホメロスの叙事詩『イリアス』第19歌が語るように、アキレウスは夜明けとともにトロイアを攻撃したいと考えていたが、オデュッセウスは「空腹の兵士をトロイア人と戦わせる」ことに反対し、「闘いは長く激しいものになるはずだから、まず船で兵士にパンとワインを与えるべきだ」と主張した。

結局、オデュッセウスの意見が通り、朝食が提供された。アキレウスは与えられた朝食を拒んだが、幸運にも守護女神アテーナーがアキレウスの口にネクタルとアンブロシア（※神々の飲み物や食べ物）をしたたらせたため、空腹のせいで力を失うことはなかった。

おそらく、当時のほとんどのギリシャ市民と同じく、ギリシャ軍の兵士は朝食の価値を認めていたのだろう。ホメロスの『オデュッセイア』第16歌の冒頭にも、「小屋に戻ると、オデュッセウスと豚飼いは夜明けの火を焚き、朝食を準備した」と記されている。

紀元前500年頃のギリシャでは、朝食は大麦のパンか平たいパンで、時にはそれをワインに浸し、イチジクやオリーブを添えることもあった。

ローマ市民も同様の朝食を夜明け頃にとった。内容は、パン、チーズ、オリーブ、サラダ、ナッツ類、干しぶどう。それに冷製の肉も付いたようだ。しかし、ローマ軍の兵士の朝食は、温かい粥〝プルス〟だった。プルスは〝ポレンタ（※粥状に煮たコーンミール）〟に似たもので、スペルト小麦（※パン小麦の原種）または大麦を挽いた粉で作られる。

このようなギリシャとローマの食習慣は特別なものではなく、食文化を研究するヘザー・アンダーソンは2013年刊行の『朝食（Breakfast）』の冒頭でこう述べている。

「歴史を通じて多くの人は簡素な朝食をとった。古代ローマ人は現代のアメリカやヨーロッパの人々と同じく、1日3食（プラス、午後の軽食）を常としていた」

しかし、**ローマ帝国の崩壊後、1日3食という習慣は廃れ、およそ1000年にわた**

り、ヨーロッパの上流階級は早朝の朝食をとらなかった。シャルルマーニュ（※カール大帝／742－814）もしかり、700年後のフランス王フランシスⅠ世（1494－1547）も、「国民は朝の5時に起床し、9時に1日の中心となる食事をとり、夕方5時に軽い夕食を食べ、9時に就寝すべし」と語った。その1世代後の1577年、聖職者のウィリアム・ハリソンは『イングランド』誌に「貴族と郷紳と学生は、一般的に午前11時に1日の中心的な食事をとり、夕方5時に軽い食事をとる」と記述している。ルネサンス期の栄養学者エドマンド・ホリングズも、1602年に同じようなことを述べた。

では、ローマ帝国滅亡後、いったい何が起きて、人々は朝食をとらないようになったのだろう。

きっかけの一つになったのは、教会の教えだ。聖職者が自己を甘やかす行為として朝食を批判したのだ。たとえば、神学者のトマス・アクィナスは、聖書の「コヘレトの言葉」第10章16節の「いかに不幸なことか、王が召し使いのようで、役人らが朝から食い散らしている国よ」という聖句に刺激され、著書『神学大全』に、朝食は大食という罪に等しいと記した。

そういうわけで中世ヨーロッパでは、朝食をとるのは、主に子どもと高齢者と病人もしくは労働者に限られた。労働者は働くためのエネルギー源が必要だったので、朝食をとったようだ。

ローマ帝国の崩壊後、朝食に影響したもう一つの出来事は、封建制による階級制度の成立である。

労働者が朝食をとるのであれば、高位の貴族は朝食をとらないだけでなく、それを世間に知らしめる必要があった。そのため中世の貴族は、体力が必要とされるとき、たとえば旅行や巡礼の間だけ朝食をとったらしい。

当時の指導的地位にあった聖職者らは、「ヨハネによる福音書」21章12節の「さあ、来て、朝の食事をしなさい」というイエスの言葉がそれを許可していると解釈した。そういうわけで英国王ヘンリー3世は1255年の巡礼時に、家来の朝食用として大酒樽6タン（約9600リットル）のワインを注文した。

封建制が崩壊し、市場経済が発展すると、朝食は社会に認められる食事として復活した。

歴史学者のイアン・モーティマーは、有名な論文『テューダー朝はいかにして朝食を発明したか（How the Tudors Invented Breakfast）』において、市場経済が拡大し、人々がより長く、よりきつい仕事をするようになるにつれて、朝食を含む1日3食が必要になったと主張した。

マンチェスターの医師で教師でもあったトマス・コーガンは、1589年の著書『健康の聖域（Haven of Health）』に、朝食を抜くのは「体に悪い。空腹が長く続くと、胃に悪い体液が満ちるからだ」と記している。

●英国貴族の朝食は遅かった

『ジェイン・オースティンと食（Jane Austen and Food）』の著者、マーガレット・レインは、英国の裕福な人々の間で朝食が進化した経緯に迫っている。

ジェイン・オースティンの時代（１７７５－１８１７）には、朝食はそれまでのものとは様変わりしていた。かつては冷製の肉、きめの粗いパン、エール、あるいはヴィクトリア時代の食器棚がきしむほど大量の卵とキドニー（腎臓料理）、ベーコンがたっぷり供されたものだが、オースティンの時代には、トーストとロールパンに、紅茶かコーヒーかココアを付ける優雅な軽食になっていた。

もっとも、オースティンの時代には階級制が歴然と残っていたので、**高位の貴族たちは、その優位性を顕示するために、あえて遅い時間に朝食**をとった。レインは述べる。

「オースティンの小説『分別と多感』では、バートン・パークからホイットウェル庭園への散歩は、バートン・パークでの10時の朝食から始まる。それまでの時間、ジェインは手紙を書くこともあれば、買い物に出かけることさえあった」と。

貴族階級でもルーズな人は、もっと遅い時間に朝食をとったようだ。アンソニー・

トロロープの1875年の小説『当世の生き方（The Way We Live Now）』には、「ロジャー・カーベリーはフェリクスがいつも朝食を食べる12時に来訪した」と書かれている。

朝食の時間が遅くなるにつれて、「ディナー」の開始が遅れるようになった。それまでディナーは昼間に食べられ、しかもそれは、過去およそ1000年にわたって、1日のうちで最も重要な食事だった。

ところが、ロウソクなどの人工的な明かりが可能にした夜の社交を、富裕層が楽しむようになると、ディナーの時間はずいぶん遅くなって、「サパー」（夕食）にほぼ取って代わり、サパーは就寝時前の軽食になり下がった。

こうしてディナーが遅くなったせいで、今度は昼間の食べない時間が長くなり、それを埋めるために「ヌンチョン（nuncheon）」が生まれた。それは正午の日光（noonshine）に因む呼称だ（『分別と多感』には、ウィロビーが宿屋でヌンチョンをとったと書かれている）。やがてヌンチョンは、おなじみの「ランチョン」になった（ジェイン・オースティンの著書『高慢と偏見』で、リディアとキティが宿屋で注文するのはランチョンだ）。

軽食から始まったこの新たな食事、ランチョンは徐々に広まった。「毎日、食事会が2回あった。1回目は午後2時のランチで、2回目は夜8時のディナーだ」と、前出の『当世の生き方』にも記されている。

この新たな食事にまつわる混乱について、上流階級の患者を診ていた医師ウィリアム・

ロバートソンは、1847年の著書『食事と治療法に関する論文(Treatise on Diet and Regimen)』でこう回顧する。「この変則的な食事、ランチョンは、朝食の後、5時間経ってもディナーをとれない場合に必要あるいは望ましいとされるようになった。夕方5時まで食事がとれないときには、ランチョンをとるべきだ」

しかし、労働階級は相変わらずディナーを昼頃に食べた。イングランド北部とスコットランドの一部では、今でも昼頃の食事をディナーと呼び、夕食を「ティー」あるいは「ハイティー」と呼ぶ。また、今日に至るまで多くの学校は、給食の世話をする女性を「ディナー・レディ」と呼んでいる。

●アメリカ人のウエストラインと健康志向

ヘザー・アンダーソンは、アメリカの食文化は本来、英国のそれに似ていたと報告する。「18世紀の半ばまで、英国とアメリカは朝食文化の萌芽と黄金期を堪能した。マトンチョップ、ベーコン、卵、コーンフレーク、マフィン、さらにはパイまでもが、アメリカ建国の父であるベンジャミン・フランクリンやトマス・ジェファソンの朝の食卓を飾った。フランクリンの唯一の不満は、部下たちが朝からビールを飲み過ぎることだった。

裕福な英国の家庭では、朝食はたいていポリッジから始まり、それにベーコンエッグがついた。ヴィクトリア時代には、料理の世界で英国人が残した（おそらくは唯一の）偉大な業績である、フルコースの朝食が登場した」[2]

しかし、アメリカ人の食事とウエストラインが大きくなるにつれて、それに反発する動きが広がり、1830年代には、質素な菜食に近い食事をよしとする国民健康運動が起きた。1863年には、生活の簡素化を求める声に応えるべく、ニューヨークの医師ジェイムズ・ケイレブ・ジャクソン（1811－95）が「グラノーラ」を発明した。グラノーラは全粒粉を加工したフレークからなり、ふすまを多く含む。全粒粉からなる最初の朝食用シリアルの誕生だ。

グラノーラが誕生した1863年、同じく国民健康運動の一環としてセブンスデー・アドベンチスト教会がミシガン州バトルクリークに設立された。この教会の神学について語ることは本書の範疇を越えるが、その健康に関するメッセージは本書に関係がある。なぜなら、菜食中心で酒やカフェインをとらない食生活を推奨しているからだ。

1866年に同教会は、バトルクリークにサナトリウムを開設した。そこでは、病気を治すためだけでなく、予防にも菜食が勧められた。その治療法はホリスティックで、栄養、浣腸、運動を活用した。

そして1894年にこのサナトリウムで、後にその名を世に知られることになる館長のジョン・ケロッグ医師が「コーンフレーク」を発明した。ひと晩ふやかす必要があるグラノーラと違って、コーンフレークはじつに便利で、ジョン・ケロッグと弟のウィルは、今日知られるシリアル会社を設立した。

国民健康運動が当初掲げた信念の中には、今から振り返れば、ばかげたものもある。ジョン・ケロッグは１８７７年の著書『あらゆる世代のための明確な事実（Plain Facts for Old and Young）』で、以下のように、自慰行為を防ぐための方法を提案している。

「勃起を防ぐには、包皮を引っ張って亀頭を包み込み、ワイヤーの付いた針で包皮を縫い合わせる。縫い終えたら、ワイヤーの両端をねじり、短くカットする。これで勃起は起きなくなる。また、女性の場合、純粋な石炭酸（フェノール）をクリトリスに塗るのが異常な興奮を鎮める優れた方法である」

そして、１８９３年の著書『女性のための健康と病気のガイドブック（Ladies' Guide in Health and Disease）』では、ニンフォマニア（女性の異常性欲者）に性器切除を勧めている。西洋におけるＦＧＭ（女性器切除）の初期の事例だ。

こうしたジョン・ケロッグの自慰に関する見解は突飛な思いつきではなかった。彼は、「肉、調味料、卵、紅茶、チョコレート（中略）などの刺激物が、生殖器官への血液の供給を増し、神経と脳との共感を通して情熱を刺激する」と信じていて、栄養価の低いコーンフレークを食べれば、早朝の自慰行為を防ぐことができると考えていたらしい。

彼はエネルギーを奪って自慰を防ぐためにコーンフレークを市場に出したわけではない

が、現在では栄養豊富とされる朝食用シリアルを、栄養的に貧しいものと見なしていたのは確かだ。朝食の歴史がこのような皮肉に満ちているのは、ごく最近まで**朝食についての見解が「経験的証拠」ではなく、「信念」に基づいていた**せいだ。

ジョン・ケロッグは知識人であり、何事も真剣に考えた。自慰への彼の考えは、優生学（彼はそれに賛成した）や、便秘症についての考え方（彼はこれに反対した）と同様に、当時は正当と見なされていた。

しかし、弟のウィルは知識人ではなく、コーンフレークをおいしくするために砂糖を加えた。ジョンはそれに強く反対し、弟と仲違いした末に自身は事業から手を引いた。

彼らの同時代人であるペンシルベニア州ミードビルの医師エドワード・H・デューイは、1900年の著書『朝食抜き計画と絶食療法（The No-Breakfast Plan and the Fasting Cure）』で、さらに一歩進んで朝食を抜くことを推奨した。デューイは、朝食を抜いたほうが病気からより早く、よりスムーズに回復できると記している。

●仕掛けられた朝食の復権

1920年代までデューイの主張は優勢だったらしく、アメリカの朝食は軽食と大差ないものになりつつあった。

しかし、ベーコンを販売するビーチ・ナッツ・パッキング社にとってこの流れはありがたいものではなかった。売上が激減したため、〝広報の父〟と呼ばれるエドワード・バーネイズに助けを求めた。

バーネイズはジークムント・フロイトの甥であり、フロイトの精神分析学を応用した商品宣伝を得意としていた。アメリカン・タバコ社の広告では、女性は公共の場で喫煙すべきではないという社会的タブーを打破し、「女性の喫煙＝カッコいい」というイメージを浸透させた。また、クライアントのユナイテッド・フルーツ（※現チキータ・ブランド）社に協力して、フルーツの生産地であるグアテマラのハコボ・アルベンス・グスマン大統領を追放するクーデターを成功させた。

1928年のバーネイズの著書『プロパガンダ』を、ナチスの宣伝担当相ゲッペルスが愛読していた話は有名だが、その一節である以下を読めば、それも納得がいく。

> 大衆の組織化された習慣と意見を、意識的かつ知的に操作することは、民主的社会において重要な要素である。わが国の真の支配者である影の政府を構成するのは、この影の社会機構を操作する人間たちだ。（中略）私たちの精神と嗜好と考えは、名前を聞いたこともない人々によって形作られているのだ。

バーネイズが〝操作する〟ことにした大衆の習慣の一つが、「コーヒーとロールパンとオレンジジュース程度のごく軽い朝食」だった。それを彼は「ボリュームのある朝食」に変えさせようとした。

バーネイズはある記録映画のなかで、自分がいかにして4500人の医師に、ビーチ・ナッツ・パッキング社にとって都合の良いボリュームのある朝食を支持させたかを説明している。(3)

この件について、2013年に『英国の朝食――英国の食の歴史（The English Breakfast: The Biography of an English Meal）』を出版した、ロンドン大学の社会人類学者カオリ・オコーナーは「**マーケティング会社は、朝食が健康に良いという考えを皿に載せて差し出した。私たちはそれをほぼ食べ尽くした**」と述べている。

●根拠のない〝朝食標語〟

1847年、前出のウィリアム・ロバートソンは、著書『食事と治療法に関する論文』の第4版で、「**朝食は最も重要ではないとしても、重要な食事である**」と記している。その根拠は以下である。

「睡眠中に失った水分を補充するために、かなりの水分を含む朝食が必要とされる」

睡眠中に肺や汗腺を通じて水分が失われるのは事実だが、なぜ彼は水分にこだわったのだろう。じつは、ロバートソンが開業する英国ダービーシャー州バクストンは温泉地で、温泉はさまざまな病気に効くと信じられていた。そして彼も、健康と病気の鍵を握るのは水だと信じていたのだ。

しかし、その信念は、ヒポクラテスの四体液説（※血液、粘液、黄胆汁、黒胆汁の4種の体液の調和が健康状態を決めるという説）から少々進歩しただけのばかげたものだった。もっとも、ロバートソンは「神経系は睡眠によって力と活発さを回復する」とも信じていて、ゆえに「起床後、心的・身体的労働によって神経系が消耗する前に朝食をとるべきだ」と訴えた。これはいっそう筋の通らない主張だった。

朝食にまつわるもう一つの有名な〝標語〟は、アデル・デービスが提唱した、「**朝食は王様のように食べ、昼食は王子のように食べ、夕食は貧しい人のように食べなさい**」というものだ。

アデル・デービス（1904－74）は20世紀半ばにアメリカで活躍した栄養学者で、当時の栄養ブームを牽引した。しばしば科学をねじ曲げていると非難されたが、著書『正しく食べて健康を維持しよう（Let's Eat Right to Keep Fit）』（1954年）は1000万部も売れた。

かの有名な標語について、彼女にたずねてみよう。「**〝朝食は王様のように〟の根拠**

は？」と。系統立った科学研究の結果、生み出されたものなのか？　それとも、今日ではナンセンスだとわかっている健康にまつわる不安を終結させるためのものだったのだろうか？

戦後、アメリカは低血糖に関して異様なパニックに陥り、低血糖基金という名の慈善団体まで登場した。同団体はこう主張した。「低血糖は非効率と時間の無駄、そして多くの事故や家庭崩壊、自殺を引き起こしている。今日、これほど広範な苦しみをもたらす病は、おそらくほかにないだろう」

この主張にメディアも続いた。1965年『ファミリー・サークル』誌は「私たちのうちの数百万人が、そうと知らないまま低血糖に悩まされている」と書き、1971年『タウン・アンド・カントリー』誌は「1000万人のアメリカ人が低血糖だ」と言い切った。

尊敬される専門家が国民の不安をさらに煽った。ある精神科医は「私が診察した精神疾患の患者の約半数は血糖値が異常で、統合失調症ではその割合はより高く、神経症ではさらに高い」と記し、前出のアデル・デービスも「低血糖から生じるかんしゃくは、離婚の一因になり得る」と語った。

突飛で新奇な考えが現れたときには、往々にしてそこから利益を得る人や集団が存在するものだ。低血糖への不安が出現したのは、副腎抽出成分が低血糖を「治療」できるという発見と同時だった（副腎抽出成分は高価なので、投与は利益につながる）。

しかし、心ある専門家たちがイカサマに対抗すべく立ち上がった。１９７３年、アメリカの医師会、糖尿病学会、内分泌学会は、低血糖を患うアメリカ人はごくわずかで、しかも危険ではないことを世に知らしめるため、共同声明を発表した。

最近の大衆紙は、アメリカでは低血糖の発生率が高く、アメリカ人の病気の多くは低血糖のせいだという方向に世論を導いてきた。しかし、これらの主張に医学的根拠はない。

だとすれば、アデル・デービスは、心配しなくていいことに対処するために、あの標語を生み出したことになる。ある研究論文によると、朝食を抜くと、午前中に血糖値がゆるやかに下がることを、彼女は知っていた。加えて、血糖値の上昇は現代の主要な死因の一つである。アデル・デービスにあの標語を作らせたデータは、むしろ「朝食は貧しい人のように食べなさい」と、真逆の結論を導くべきだった。

しかし、標語のインパクトがあまりに強かったので、**多くの人は今なお、代謝を健康に保つには朝食が欠かせないと信じ込んでいる。**数百万人が過食するこの世界で、抜いたほうがいい食事をとるべきだと思い込むのは、ささやかな問題とは言えないだろう。

●朝食の習慣のない南ヨーロッパは長寿

南ヨーロッパの人々の朝食についても見ておこう。南ヨーロッパの人たちの寿命から考えて、地中海式の食事が北ヨーロッパや北米の食事より健康的であることは間違いないようだ。

カリフォルニア州にあるパシフィック大学の歴史学教授ケン・アルバーラは、2003年の著書『近代初期のヨーロッパの食事（Food in Early Modern Europe）』において、**南ヨーロッパには朝食をとる習慣がなかった**と述べている。「夕食の量が多い国々では、朝食は重要な食事にならなかった。南ヨーロッパでは、今でも朝食はきちんとした食事ではなく、コーヒーにパンひと切れか、ペストリー1個くらいのものだ。一方、英国や北ヨーロッパの食事パターンはそれとは大違いだ」

イタリアの経験豊かな栄養学者のグループは、2009年に「**イタリアの成人の大半は、毎朝コーヒーかカプチーノを1杯飲むだけだ**」と指摘している。それでもイタリア人の寿命が英国人やアメリカ人より長いことは、世界保健機関や国連、CIAが確認済みだ。

もちろん、だから朝食は体に悪いということにはならないが、朝食抜きは体に悪い、という主張を弱めることにはなるだろう。

●賢人は1日2食を勧める

テューダー朝時代にヨーロッパの貴族階級が朝食をとるようになると、同時代の賢人たちは警告した。

著名な医師アンドリュー・ボードは、1542年刊行の著書『健康のための食事(Dietary of Health)』のなかで、「労働者は1日3食とるとしても、体を動かさない人は1日2食で十分だ」と記している。ボード曰く、「過食は寿命を縮める」からだ。

また、ウィリアム・ヴォーンは、1602年の著書『健康のための自然で人為的な指針(Natural and Artificial Directions for Health)』に「1日3食とっていいのは、40歳までだ」と記し、ジョン・ハリントン卿(1560－1612)も同じように「成年に達したら1日2食にとどめなさい」と記している。

詳しくは後で述べるが、**朝食が危険なのは、体のインスリン抵抗性が最も高い時間帯に食べるから**だ。そして、インスリン抵抗性が最も危険を招くのは、45歳以上の、あまり体を動かさない人々だ。私たちは、ボードをはじめとする16世紀の賢人の教えをおさらいしたほうがよさそうだ。

朝食について最善の指針となるのは、1915年にカフカが『変身』で描いた、「グレーゴルの父親にとって朝食は1日のうちの最も重要な食事である」という一節だ。朝食賛成派の科学者はこの一節をよく引用するが、それは前後の文章をよく読んでいないためだ。そこにはこう書かれている。

「テーブルの上には朝食用の食器がひどくたくさん載っていた。というのはグレーゴルの父親にとって朝食は1日で一番大切な食事で、何紙もの新聞を読みながら数時間にわたって食べ続けるからだ」

カフカは、朝食の重要性について語っていない。ここは、グレーゴルの父親がろくでなしの怠け者で、家族を養おうとせず、そのくせ、グレーゴルが虫に変身したのを見ても、助けるどころか、部屋に追い返そうとする場面なのだ。

この〝道徳的に堕落した人の食事〟という朝食のイメージをもって、朝食の歴史のおさらいを終えたい。

Chapter 2

●

ビジネスが創り出す「朝食神話」

朝食の是非に企業の与える影響力と、代表的な〝朝食神話〟の信ぴょう性について見ていこう。ここで取り上げるのは、世間一般の朝食についてだ。朝食が問題となるのは、糖尿病患者に限ったことではない。

1

ビジネスが朝食をねじ曲げる

●朝食は金の生《な》る木

「世界最古の健康雑誌」を標榜する『グッド・ヘルス』の1917年刊行の号に収録された論文は、「朝食は1日のうちで最も重要な食事だ」と繰り返し述べている。『グッド・ヘルス』を編集したのは、あのジョン・ケロッグである。となると、真に受けるわけにはいかない。

今、このよく知られる標語をグーグルで検索すると、それを**肯定する研究の多くは、朝食用シリアルの製造業者から資金と支援**を受けていることがわかる。

2015年10月24日、私はシンプルな調査を行なった。グーグル・スカラーで「朝食」

を検索し、公開されている生物学か医学分野の論文を、検索順位の高い順に10本ダウンロードした。その10本の論文すべてが朝食に賛成だが、資金源を明らかにしている8本のうち7本が、ケロッグ、ゼネラル・ミルズ、ネスレなどの食品業界から少なくとも部分的に資金提供を受けていた。(1)

朝食は一大産業だ。２０１９年までに、世界全体の朝食用シリアルの売上高は年間４３２億ドルに達すると見込まれている。２０１２年の３２５億ドルから大幅の上昇だ。その２０１２年、北米市場の売上は１３９億ドルにのぼった。

しかし、今では北米市場は成熟したため、製造業者は新興市場に目を向けている。それも当然で、朝食用シリアルビジネスは儲かる。原材料となる穀類やコメは安いが、スーパーマーケットの棚に並ぶ最終製品は、結構なお値段だ。

ファストフードの朝食市場も大いに成長している。マクドナルドが支配的なこの市場は、北米だけで２０１２年には３１７億ドルの売上を記録した。２００７年から２０１２年まで、売上は年平均４・８％増加した。

「ファストフード＝肉＝タンパク質」というメッセージは消費者に強くアピールするので、ケロッグもこの市場に参入した。主力商品は冷凍食品の「スペシャルKフラットブレッド・ブレックファスト・サンドウィッチ、ソーセージ・エッグ・アンド・チーズ」である。サンドウィッチと称しているが、電子レンジで温めることを前提とし、ハンバーガーのように見える。サイズが小さいので1個わずか240キロカロリーだが、ナトリウムを820ミリグラム（食塩相当量2グラム以上）含む。推奨される1日の適正な塩分摂取量の3分の1だ（※厚生労働省の目標値は男性8グラム未満、女性7グラム未満）。それを多くの人は朝食として2個食べる。彼らは不要な食事をとっているだけでなく、朝、家を出る前から、1日にとっていい塩分量の3分の2を摂取していることになる。

それでもパッケージには、オレンジふた切れを添えたスペシャルKフラットブレッド・ブレックファスト・サンドウィッチ・ソーセージ、エッグ・アンド・チーズの写真が、いかにも健康的な朝食のように掲載されている。

●都合の良い研究結果だけが公表される

企業の資金提供のもとに行なわれる研究は、提供企業にとって都合の良い結果を出しがちだ。結果そのものをねじ曲げるわけではないが、公表に際して忖度している可能性がある。

たとえば、製薬産業を例に考えてみよう。「カルシウム拮抗薬」と呼ばれる心臓病の薬がある。この薬について、少なくとも70件の臨床試験結果が、大学教授や臨床医によって論文として発表されてきた。そのなかには、製薬会社が資金提供したものもあれば、慈善団体や政府の研究部局、病院など、ほかの組織が資金提供したものもある。

これらの論文について、1998年にトロント大学の調査グループが、以下のことを突き止めた。「薬の安全性に関する科学者の意見と製造業者からの資金提供には、強い関連がある。安全を支持する科学者はそうでない科学者より、製造業者と資金面でつながっている傾向が強い」――。つまり、**大学教授や臨床医は、研究資金の提供者を持ち上げる調査結果を発表しがち**なのだ。

そういうわけで現在、学術誌は論文の掲載を希望する著者に、研究の資金源や自らが顧問を務める会社を明らかにすることを求めるようになった。だが、そうしたところで、信用できるのかという不安が解消されるわけではない。

また、食品メーカーや飲料メーカーも研究や論文に影響を与えている。

肥満との闘いにおけるヒーローであるハーバード大学小児科の教授、デイヴィッド・ルドウィックは、2007年の著書『食との戦争を終わらせる――ファストフードと偽物の食品があふれる世界で、子どもたちに健康的な体重を維持させるためのガイドブック(Ending the Food Fight: Guide Your Child to a Healthy Weight in a Fast Food/Fake Food World)』のなかで、飲料メーカーから一部でも資金提供された研究は、独自資金の研究に比べて、4倍から8倍、市販飲料について好意的な報告をしがちだと述べている。

さらに、飲料メーカーから全面的な資金提供を受けた論文は、市販飲料に関する悪いニュースを一切、報告していなかった。(2)

飲料に関する論文でメーカーから資金提供を受けたものは非常に多いため、この分野の研究全体が偏っているはずだと、ルドウィックは結論づけた。

●朝食の研究結果を鵜呑みにはできない

朝食の研究も多くが、業界から資金提供を受けている。そのため、公表される研究結果を鵜呑みにすべきではない。**朝食に関する研究は、1950年以前のタバコ研究と同レベル**にあるように思える。

1950年、医師のリチャード・ドールと統計学者のブラッドフォード・ヒルが喫煙と肺がんの関係を発見した。しかし、それ以前はもとより、その後もしばらくの間、タバコ研究の分野では、タバコ会社が資金提供した論文が支配的だった。それらはタバコの健康効果を謳い、その影響で「大多数の医師はキャメルを選ぶ」とか、「医師が吸うのはL&M」「お菓子ではなくラッキーストライクを」といった宣伝が横行していた。

食品業界からの資金も同様に、驚くべき場所にまで入り込んでいる。大規模な慈善団体でさえ、資金援助を受けている。

英国糖尿病学会はそのロゴを使わせる代わりに、企業から年間1万ポンドから2万5000ポンドの寄付を受け取っている。また、2013年には少なくとも12の企業が、米国糖尿病学会にそれぞれ50万ドル以上を寄付した。
業界に資金提供を請うのは恥ずべきことだが、慈善団体が意義のある活動をするには、資金が必要だ。**大手慈善団体はリスクを十分承知しており、緻密な倫理規範を定めている。**それがかなりの効果を発揮している。

たとえば2013年、ミズーリ大学のヘザー・ライディらは、『朝食を抜いている10代後半の過体重か肥満の女性の、食欲、ホルモン、エネルギー摂取を調節する神経信号に、高タンパク質の朝食が及ぼす良い影響』という難解なタイトルの論文を発表した。

ライディは、自らの研究が牛肉および鶏卵の生産組合の資金提供を受けていることを認めたうえで、それらの団体は「この研究の設計、実行、データ分析および解釈に関わっていない」と書いている。実際、そのとおりなのだろう。なぜならライディがこの研究で示したのは、「高タンパク質の朝食は体に悪い！」ということだったからだ。

高タンパク質の朝食はその後の食欲を低下させたが、朝食のカロリーを相殺するには至らなかった。ライディの弁によると、高タンパク質の朝食がもたらす影響は、「朝食を抜いたときより、摂取エネルギーが最大120キロカロリー増える程度で済む」ことだけなのだ。

なんとも皮肉な結果だった。牛肉および鶏卵の生産者の熱心な支援にもかかわらず、朝食について最も健康に良いのは何も食べないことだという結論に至ったのだ。もっとも、私たちがそれを知ることができたのは、ライディが正直だったからだ。

●隠れた意図を見抜けるか

朝食を奨励しているのは国も同じだ。アメリカの農産物生産者団体は〝牛肉チェックオフ〟〝鶏卵チェックオフ〟といった珍しい名前の制度で集めた資金によって、農産物の販売促進や研究開発を支援している。

たとえば、アメリカで販売または輸入される牛は、1頭ごとに1ドルの関税を天引き（チェックオフ）される。つまり、アメリカは、生産者がマーケティングやほかの活動をするための資金を税金の形で消費者に負担させている企業国家（※国が経済の大半を牛耳る国）なのだ。

英国も企業国家に近い。2015年10月24日、私はグーグルに「朝食は1日のうちで最も重要な食事だ（Breakfast is the most important meal of the day）」と打ち込んだ。最初に上がってきたのは、「あなたの目覚めをシェイプアップしよう（Shape Up Your Wake Up）」という親切そうな名前の団体だった。

このSUYWUは朝食をとらせることに熱心で、最初のページにはこう書いてある。「朝食はエネルギーはもとより、重要な栄養素を供給する。その栄養素はたとえば……」

(原文は「朝食」が太字になっている)、しかし、この団体の母体は英国農業園芸開発公社だ。それは農家の利益を促進するための公社で、年間予算は5600万ポンドに及ぶ。

要するに、**大企業は朝食に多大な利益がかかっていて、大規模な研究に資金を出す財力があり、政府内に友人もいる。**そのため、朝食の価値についてあえて嘘をつく必要はない。その価値について**誤った印象を与える研究を選んで公表**すれば良いのだ。

産業科学の問題点は、隠れた意図があることだ。したがって私たち消費者は自らの責任で物事を判断しなければならない。

2

〈神話を検証する①〉

朝食用シリアルは体に良い

●シリアルの栄養は過剰に添加されたもの

では、朝食にまつわる代表的な3つの神話について、事の真偽を検証してみよう。まずは「朝食用シリアル」についてだ。シリアルが体に良いなんて、とんでもない話である。**朝食用シリアルの大半は砂糖をまぶした炭水化物で、それよりひどい朝食は思いつかない**ほどだ。

2006年、消費者保護を旨とする英国の雑誌『フィッチ？』が、275種の朝食用シリアルを調べて、「子ども向けシリアルの90％は砂糖が過剰、13％は塩分が過剰、10％は飽和脂肪酸が過剰」であることを明かした。記事タイトルの「シリアル重犯者」（※「シリアルキラー（連続殺人鬼）」のもじり）には、体に悪いとわかっていながらそれを売り続けるメーカーへの非難が込められている。

しかも、メーカーは素材の栄養素を取り除いてから、また添加するというばかげたことを行なっている。英国のフリージャーナリスト、フェリシティ・ローレンスは２００８年の著書『残念無念（Eat Your Heart Out）』で、コーンフレークが栄養素を除去される過程を次のように描写している。

「一般にコーンフレークはトウモロコシの粒を細かく砕いた後、およそ1トンずつ、6・45平方センチメートル当たり約9キログラムの高圧で蒸して作られる。**必須脂肪酸を含む滋養豊かな胚は最初に取り除かれる。なぜなら、はるか昔にケロッグ兄弟が気づいたように、胚は時間が経つと臭くなり、長期保存の妨げになるからだ。**そして、加工中に失われたビタミンの代わりになるビタミンのほか、砂糖と香料が添加される」

ナイアシン（ビタミンB_3）について考えてみよう。ナイアシンは肉、魚、卵、果物、野菜、木の実、全粒穀物、キノコ、ビール、マーマイト（酵母エキス食品）などに含まれ、欠乏すると「ペラグラ」という病気になる。ペラグラは下痢や皮膚炎、認知症、ひいては死につながる恐ろしい病気で、かつてはアメリカの南部で蔓延していた。１９０５年から１９４０年にかけて約３００万人が罹患し、およそ1万人が亡くなった。南部で流行したのは、住民の多くが貧しく、栄養の大半をトウモロコシに頼っていたからだ。トウモロコシにもナイアシンは含まれるが、人体に吸収されにくい形状になっている。[3]

ペラグラの蔓延が記憶に新しく、また、ナイアシンは安いので、シリアルのメーカーはどれだけ多くのナイアシンを〝自主的〟に製品に添加しているかを宣伝している。

しかし、加え過ぎだ。現代では、ナイアシン摂取量がEAR(推定平均必要量)を下回る子どもは2・9%しかいない。しかも、アメリカの2歳から8歳の子どもの28%は、ナイアシンをUL(許容上限量)より多く摂取している。ナイアシンをとり過ぎの子どもより、EARを下回る2・9%の子どもたちのほうが、健康上のリスクは少ないだろう。

そのほかの栄養を強化したシリアルも懸念の種になっている。あるメーカーがシリアルの鉄分を強化したところ、子どもの健康に有害な影響が出た。現在、ノルウェーなどいくつかの国は、朝食用シリアルの鉄分強化を禁じている。

近年発表されたある論文は、非強化食品から「推奨量(RDAs)あるいは目安量(AIs)を摂取すれば、①ほかの潜在的栄養素および有効成分の摂取も可能となり、②ほかの栄養素との相互作用によって、より効果的摂取が期待できる」と結論づけている。要するに「**朝食用シリアルは避け、自然なものを食べなさい**」ということだ。そうすれば子どもたちはもっと健康になるだろう。朝食をシリアルで済ますのは主に英語圏の習慣であり、シリアルを食べないほかの地域の子どもが病気になっている証拠は存在しない。

朝食用シリアルの不健康さは昔からジョークの種になっていた。英国の小説家ディヴィッド・ロッジは、1975年に出版した小説『交換教授（Changing Places）』でこう記している。「(大学の構内新聞が）最近報じたところによると、コーンフレークの袋を食べるラットは、コーンフレークを食べるラットより健康であることが立証された」

このジョークは消費者の本音を語っている。マーケティング会社のユーロモニター・インターナショナルの調査によれば、2012年以来、アメリカや英国などではシリアルの販売量が少なくとも年1％ずつ減っているそうだ。ヨーグルトや新鮮な果物、高タンパク質の食品など、炭水化物と糖分の少ない食品に切り替える消費者が増えているため、今後もこの減少は続く見込みだ。米国農務省は朝食用シリアルはどんどん健康的になってきていると擁護の姿勢を見せるが、消費者は企業の思惑どおりにはならないだろう。

朝食用シリアルと牛乳

朝食用シリアルが主に英語圏の習慣である理由の一つは、一般にシリアルには牛乳をかけるが、**白人以外の大人は牛乳を苦手としている**からだ。北ヨーロッパ人の90％はグラス1杯の牛乳を飲んでも平気だが、その割合は南ヨーロッパ人では40％、世界のほかの地域では35％に下がる。

言うまでもなくミルクは本来、乳児の飲みもので、乳児の小腸は牛乳に含まれるラクトースを分解する酵素ラクターゼを分泌する。しかし、多くの人は、乳児期を過ぎるとラクターゼの分泌量が減り、乳糖不耐症を起こしやすくなる。ただ、白人は約6500年前に遺伝的な変異が起きて、大人になってもラクターゼを分泌するようになった。その結果、ビタミンDが豊富な動物の乳を飲むことができたので、自然選択によって繁栄した。

また、北ヨーロッパは日照時間が短いので、くる病（ビタミンD欠乏症の一つ）にかかる人が多かったが、動物の乳はその予防にも役立った。同じ頃、白人では、少ない日光でもビタミンDを生成しやすいよう、肌が白くなる変異も起きた。

ラクターゼの変異はほかの民族、特にヒツジ、ヤギ、ウシを飼う民族でも起きたが、ほとんどの民族（中国人など）の成人は、牛乳不耐症のままだ。ちなみに、チーズとヨーグルトは細菌の発酵によって作られ、その過程でラクトースの大半が分解されるため、どの民族も食べることができる。

なお、牛乳の摂取量と身長には明らかな相関関係が見られる。オランダ人とスカンジナビア人は牛乳を飲む量が最も多く、世界一身長が高い（現代のオランダ人男性の平均身長は1メートル84センチ。オランダ人女性の平均身長は1メートル71センチ）。牛乳は良いものであるらしい。悪いのは、牛乳に浸すシリアルなのだ。

3

〔神話を検証する②〕朝食は脳に良い

●朝食を抜くと「論理的推論」「意思決定力」が向上する

小学生も中高生も朝食を食べれば、賢くなって成績が上がると広く信じられているが、この分野の研究を広く深く再調査した結果は驚くほどあいまいだ。

たとえば、1950年から2008年までに行なわれた45件の研究を調べ直した2つの報告書は、朝食が教育上プラスになるのは貧しい家庭の子どもに限られるようだと結論づけている。しかもそれは、子どもたちの脳が朝にカロリーを必要としているからではなく、無料の食事提供プログラムを目当てに子どもたちが学校へ行くようになり、不登校が減った結果だという。

朝食が子どもの知能を高めるという根拠が弱いのであれば、大人についてはなおさらだ。

1992年にウェールズにあるカーディフ大学の心理学者らが行なった研究から、大人の場合、朝食は午前中の「認識記憶」と「論理的推論」を向上させるが、午後の「意味処理」を損なうことがわかった。さらにこの研究者らは1994年に、朝食は「自由再生」と「認識記憶」を向上させるが、「意味記憶」には影響せず、「論理的推論」を損なうことを発見した。つまり、**朝食は脳の機能のいくつかを向上させるが、ほかのいくつかを損なうらしい。**

そもそも朝食が脳の機能に影響するという証拠は乏しい。2014年、子どもと大人を対象とする厳密な研究論文15件を再調査した研究者らは、「確かな結論を出すには、研究の量も一貫性も欠ける」と結論づけた。

もっとも研究手段には、集団観察以外に実験もある。2014年にオランダのユトレヒトの研究グループが「賭けるなら胃袋が空っぽのときに――空腹は意思決定を向上させる」という刺激的なタイトルの論文を発表した。

同研究グループは「結果を推測しにくい複雑な判断課題」として、アイオワ・ギャンブリング・タスク(※カードを選んで賞金を獲得する課題)を使って、30人の大学生を被験者とする実験を行なった。その結果、**朝食を抜くほうが、意思決定とリスクテイクの成績が良かった。**「したがって、リーダーは朝食を抜くべきだ」とそのグループは主張した。

学校の無料朝食

１８６７年、パリの学校基金協会が学校で無料の朝食を初めて提供した。１８９０年までに英国のバーミンガムでも、始業前に「かなり大きなパンとカップ１杯の温かい牛乳」が無料で支給されるようになった。

１９２０年代になると、ノルウェーの学童はライ麦ビスケット、黒パン、ビタミンを強化したバターかマーガリン、ホエーチーズ、鱈肝油ペースト、大瓶の牛乳、生のニンジン、リンゴ１個、オレンジ半個からなる〝オスロ式朝食〟を楽しむようになった。

20世紀までにこうした政府支援による無料の朝食が、ヨーロッパのどこでも普通に見られるようになった。

しかし、依然としてアメリカ政府は、自由放任主義と私的な慈善活動、そして州政府の裁量に任せていた。それでも、１９０５年という早い時期に、慈悲深い宗教団体が教会で、貧しい学童たちに朝食を無料で提供し始めた。こうした活動のきっかけを作ったのは、１８９１年にジャーナリストのアルバート・ショーが、「胃袋が空っぽの子どもを学校へ行かせて頭に知識を詰め込もうとするのは、ざるに水を流し込むようなものだ」と根拠のないまま、強く主張したからだ。

連邦政府が重い腰を上げて、学校朝食プログラムのために議会の承認を得ようとしたのはそれからずいぶん遅れて、1975年になってからだった。もっとも、それは先達となった朝食提供者たちが失敗したからではなく、逆に彼らの取り組み、とりわけ〝ある取り組み〟が成功したからだった。それは、ブラックパンサー党（※1966年に結成され、70年代にかけて黒人解放闘争を展開した急進的政治組織）による「子どものための無料朝食プログラム」だ。

1970年、同プログラムは開始からわずか2年で、全米の教会の台所で数千人のアフリカ系アメリカ人の子どもに食事を提供するようになった。ブラックパンサー党はその朝食の時間を利用して、黒人の歴史に対する独自の見解を子どもたちに教えた。

FBI初代長官のジョン・エドガー・フーバーが「ブラックパンサー党は間違いなく、アメリカ国内の安全にとって最大の脅威になっている」と明言したのは、同党の好戦性ゆえではなく、朝食時の教育プログラムが成功したからだと、党の創設者ヒューイ・ニュートンと社会学者のニク・ハイネンは主張する。

政府は、ブラックパンサー党の教育プログラムを締め出すには、自らが卵やベーコン、オートミール、トースト、オレンジジュースを無料で提供しなければならないと悟ったのだった。

4

〈神話を検証する③〉

朝食をとるとやせる

●朝食をとると、1日の摂取カロリーは増える

専門家はこぞって、朝食は満腹感をもたらすと断言する。朝食は人々の胃を満たし、血糖値を上げ、その後の食事量を減らす。しかし、本当にそうだろうか？　当然ながら、専門家の査読を受けた科学的論文の中にも、そう主張する論文は存在する。テキサス州の心理学者ジョン・デ・カストロの論文もその一つだ。

２００４年のその論文には、こう記されている。「１日の食事量に朝食が占める割合が平均より高いと、１日の食事量は少なくなることが判明した」。デ・カストロが考えたモデルは次のようなものだ。

朝食をとる
⇓
満腹感を覚える
⇓
昼食の量が減る
⇓
体重が減る

一見、もっともらしく思えるが、事実は正反対であることを、多くの科学者が突き止めた。ニューヨーク州にあるコーネル大学のデイヴィッド・レヴィツキーとカーリー・パカノウスキーは、軽い朝食（約350キロカロリー）をとっても、昼食の量は朝食を抜く場合と変わらないことを突き止めた。つまり、朝食で350キロカロリー摂取しても、昼食の摂取カロリーはまったく減らなかったので、1日の摂取カロリーは350キロカロリー増えたのだ。

さらに、約624キロカロリーという十分すぎる朝食をとった場合でも、昼食の摂取カロリーは144キロカロリーしか減らず、結果として1日の摂取カロリーは480キロカロリー増えた。

そのため、レヴィツキーとパカノウスキーが「朝食を抜くのは、摂取カロリーを減らす効果的な方法のようだ」と、結論づけたのも無理はない。彼らが描くモデルは以下のようになる。

朝食を抜く
⇓
1日に食べる量が減る
⇓
エネルギー摂取量が減る

裏返せば、次のようになる。

朝食をとる

⇓

1日に食べる量が増える

⇓

エネルギー摂取量が増える

2人の研究が意義深いのは「これらのデータは既存の文献と一致する」ことを示したことだ。すなわち、デ・カストロの満腹仮説は間違いで、多くの科学者は、朝食をとるとエネルギー摂取量が増えると考えているのだ。

さらに、1952年から2003年までに行なわれた朝食に関する信頼できる47件の研究を調べた結果、**子どもと大人の約20%は朝食を抜いていて、「朝食を食べる人は概して1日当たりの摂取カロリーが多い」**ことが明らかになった。

では、デ・カストロの主張する「1日の食事量に朝食が占める割合が平均より高いと、1日の食事量は少なくなる」という神話はどうやって導き出されたのだろうか。ドイツのミュンヘン工科大学肥満クリニックのフォルカー・シュスヴィアラーと同僚は、統計上の錯覚としてデ・カストロの解釈を説明した。

シュスヴィアラーらは一群の被験者（標準体重の人100人と、過体重の人280人）に、日々の食事内容を記録させた。すると、朝食の量はほぼ一定だったが、朝食以外の食事の量にはむらがあった。昼食や夕食の量は日によって（叔母さんの誕生パーティーがあったり、レストランで祝宴があったりして）増えることもあれば、（気分がすぐれなかったり、仕事が忙しかったりして）減ることもあるのだ。

しかし、朝食の量はほぼ一定なので、全食事量に対して、昼食や夕食をたっぷり食べた日は、朝食の占める割合は低くなり、昼食や夕食をあまり食べなかった日は、朝食の占める割合は高くなる。つまり、表面的にはこうなる。

朝食が少ない ⇓ 1日に食べる量が増える

朝食が多い ⇓ 1日に食べる量が減る

しかし、これは昼食と夕食の量のばらつきから生じる錯覚であり、実際のモデルは以下となる。

昼食と夕食が多い ⇓ その結果、朝食の量は比較的少なくなる

昼食と夕食が少ない ⇓ その結果、朝食の量は比較的多くなる

シュスヴィアラーはデ・カストロのデータは正しいが、その解釈は間違っていると結論づけた。そして、これから見ていくように、それが本書のテーマなのだ。

朝食についての調査は、驚くほど多く行なわれてきた。そして、文字どおり**数百人の科学者が蓄積してきたデータは、ほとんどの場合、正しい。だが、その解釈が意図的にゆがめられてきた**のだ。

満腹感と社会的・心理的要因

もちろん、人は満腹を感じる。3歳以下の子どもは、満腹というシグナルだけに反応して食べるが、5歳になる頃には、社会的なシグナルが食欲に影響するようになる。コーネル大学食品・商標研究所のブライアン・ワンシンクは、2006年に出版した著書『Mindless Eating』(『そのひとクチがブタのもと』集英社)において、ペンシルベニア州立大学の研究者が行なった実験を紹介している。

「3歳の子どもと5歳の子どもに、普通か大盛りのマカロニ・アンド・チーズを与えると、**3歳の子どもはどちらも同じ量を食べた。満腹になったら、食べるのをやめたのだ。しかし、5歳の子どもは大盛りを与えられると、26%多く食べた。**大人でもほぼ同じことが起きる。皿に盛られた量に、食べる量が影響されるのだ」

ミシェル・メイは２００９年に出版した著書『好きなものを食べ、食べるものを好きになりなさい（Eat What You Love, Love What You Eat)』において、食べ過ぎを導く社会的シグナルと心理的シグナルを列挙している。そこには、「寂しさ」「憂鬱な気分」「不安」「ストレス」「退屈」が含まれる。つまり、漫画『ザ・シンプソンズ』（シーズン８・エピソード17）で、長男バートが妹に言った「寂しさとチーズバーガーは危険な組み合わせなんだ」は真実だということだ。

娯楽も食べることを促進しがちだ。24件の論文を調べた近年の研究によれば、たとえば、カウチポテト族のように**何かをしながら食べる人は平均で76％多く食べる。**そうなるのは、ほぼ無意識に食べるだけでなく、食べたことをほとんど覚えていないため、自分は空腹だと思い込んでいつもどおりに食事をとるからだ。「食間には食べるな」という古い教えには、たしかに叡智がある。

もう一つの社会的シグナルは仲間の存在だ。ジョン・デ・カストロは広く知られている一連の研究で、**１人で食べるより、２人で食べると食べる量は35％増え、４人で食べると75％増え、７人で食べると96％増える**と報告した。ワンシンクが『そのひとクチがブタのもと』において、体重は「伝染する」と書いた理由はそこにある。

仲間の存在が食欲を刺激するのは、人間に限ったことではない。１９２９年、鶏舎に１羽だけ入れたニワトリが満腹になって食べるのをやめた時に、別のニワトリをその鶏舎に入れると、つられて先のニワトリもまた食べ始めることが確認された。同様の行動はブタ、魚、ラット、アレチネズミ、子犬、霊長類でも起きる。つまり、社会的な動物は社会的に食べるのだ。

ブライアン・ワンシンクは、私たちがレストランで注文する食べ物の量がウエイターの体重に影響されることまで証明した。**「体重が重くBMIの高いウエイターに給仕されると、客がデザートまで注文する確率は4倍高くなる」**

人類は長大な年月をかけて、社会に承認されやすい方向へと進化してきたので、食べる量は満腹感だけでなく、社会的要因や心理的要因の影響も等しく受けるのだ。だが、それらは日々の練習によって乗り越えることができる。

（科学界では、現代の肥満と糖尿病が急増した状況を「エピデミック」とか「パンデミック」と呼んでいるが、本書でもそれを踏襲したい。本来、伝染病や流行病は、人から人にうつる病気と定義づけられているが、食べ過ぎは社会的に伝染するので、そう呼ぶことには一理も二理もあるはずだ）

〔例外〕

一般に、誰かと一緒にいるときのほうが多く食べるが、ヴァンダービルト大学のグループは、心理学研究室で行なった「出会い」の研究で、**女性は男性と違って、好ま**

しい異性の前では間食の量が最大75％減になることを明らかにした。このことから同グループは、拒食症を導く自己呈示（※自分をより良く見せようとすること）の役割を考察するようになった。女性のこのような特性については、オルダス・ハクスリーが1921年出版の小説『Crome Yellow』（邦題『クローム・イエロー』金星堂）の第19章で以下のように風刺している。

ミス・エメリンは食欲が乏しい。いや、じつのところ、食欲がまったくないということに彼は気づいて、驚き、おおいに心配した。スープをふたさじ、魚をひと切れ、鶏肉やほかの肉は食べず、ブドウを3粒――エメリンの食事はそれだけだった……。「祈ってください。食べ物のことはおっしゃらないで」とエメリンは言い、おじぎ草のように頭を垂れた。「食べるというのは粗野な行ないであり、神の教えに反することを、妹と私は知っているのです」

だが、しばらくして、主人公（彼）が秘密の扉を見つけ、開いたところ、姉妹が大量の昼食をむさぼり食っていた。主人公はすかさず姉妹の一人のジョージアナを脅して、自分と結婚させた。

Chapter 3

朝食を抜くと「太る」!?

朝食を食べる人は、朝食をとらない人よりやせている。ということは、やはり朝食をとるべきなのだろうか?　いや、答えはノーである。

1

朝食をとらないから太るわけではない

●朝食を抜くのが先か、太るのが先か

集団に関する調査から一般にいえるのは、朝食をとる人は朝食をとらない人よりやせているということだ。しかし、同じ調査から、朝食をとる人は朝食をとらない人より1日の摂取カロリーが多いこともわかっている。この矛盾を、どう解釈すればいいのだろう？

人が朝食を抜く理由の一つは、ダイエットだ。では、どんな人がダイエットをしているのだろう。答えは明白だ。太っている人だ。オーストラリアで13歳の子ども699人を調べたところ、12％が朝食をとっていなかった。なかでも、自分が太っていると思っている女子は、ダイエット目的で朝食を抜いていることがわかった。

このオーストラリアの調査に参加した女の子たちの場合、太っているというのはあくまで自己イメージなので、実際には太っていなかったかもしれないが、ノースカロライナ州で行なった女子大生を対象とする調査では、実際に過体重かどうかを調べた。その結果、肥満の女子大生で朝食を抜いていたのは48％、過体重の女子大生では40％、標準体重では27％だった。つまり、太っている人はたしかに朝食をとっていないのだ。

ノースカロライナ州の調査は、被験者がわずか166人なので、統計的有意性に欠ける（専門用語で言えば、P値が9％未満）が、多くの調査から肥満や過体重の人は朝食を抜きがちであることが立証されている。

要するにこういうことだ。太っている人はダイエットを試みるが、体重を下げ続けることは難しい。じきに多くの人がダイエット前の食生活に戻り、再び太り始める。こうして「太っているから、朝食を抜いて体重を減らす」⇕「やせたから、再び朝食をとる」の2つの間を行き来することになる。

朝食と体重のパラドックスを解く鍵の一つはここにある。すなわち、人は太っていると、朝食を抜いて食べる量を減らす（太っている⇓朝食を抜く）。しかし、やせると再び朝食やそのほかの食事をとるようになり、再び体重が増える（やせている⇓朝食をとる）。つまり、**朝食をとるとらないが体重を決めているのではなく、体重が朝食をとるかどうかを決めている**のだ。

冒頭のパラドックスに戻れば、

朝食をとる ⇓ 摂取カロリーが多い ⇓ （不思議なことに）やせる

朝食を抜く ⇓ 摂取カロリーが少ない ⇓ （不思議なことに）太る

のいずれも誤りで、真実は次のとおりだ。

やせている ⇓ 朝食をとる

太っている ⇓ やせたいので朝食を抜く

リバウンドする5つの理由

「禁煙は簡単だ。現に私はもう1000回も禁煙した」と、マーク・トウェインは言ったそうだが、ダイエットについても同じことがいえる。「ダイエットする」↓「体重が落ちる」↓「すぐリバウンドする」↓「またダイエットする」の繰り返しなのだ。無数に行なわれた調査から、**ダイエットする人の80～90％は元の体重に戻る**ことが明らかになっている。

この著しいリバウンドについては、少なくとも5つの理由が挙げられる。それは、①食欲、②筋肉が脂肪に置き換わる、③代謝率と運動量がリセットされる、④ホルモン、⑤遺伝子、である。順に見ていこう。

①食欲

通常、ダイエットは楽しいものではないので、続けているうちに〝食べたい〟気持ちが強くなる。ダイエットのために朝食を抜いていた人は、食欲に負けてまた朝食をとるようになる（これが、太っている人は朝食をとらず、やせている人は朝食をとるというパラドックスも生む）。

②脂肪が筋肉に置き換わる

ダイエットで減るのは脂肪だけではない。筋肉も減ることを、多くの研究者が報告している。しかし、体重が戻るときには、筋肉より脂肪のほうが戻りやすい。脂肪は筋肉ほどエネルギーを消費しないため、ダイエットして体重が戻った人は、少なくとも**ダイエット前の体重にとどめたいのであれば、以前より食べる量を減らさなければ**

ならない。けれども、たいていはそれができない。

リバウンド時に脂肪が増える現象を最初に報告したのは、有名な……というより今となっては悪名高き、アンセル・キーズによるミネソタ飢餓実験である。詳しくは後述するが、その実験は第２次世界大戦末期の１９４４年から45年にかけて、（その時代を思えば、もっともなことだが）飢餓について理解するために行なわれた。

キーズは「人々の食生活を向上させるために、飢える覚悟はありますか？」という広告を出して、22〜33歳のやせている男性36人を採用した。実験内容はまず被験者を餓えさせ、次に通常の食事に戻して反応を観察するものだった。そして、１９５０年に刊行した名著『飢餓の生物学（The Biology of Human Starvation）』において、飢餓状態から通常の食事に戻すと、筋肉より脂肪が先に戻ることを報告した。

その後、同様の実験を行なった研究者の大半は、キーズの結論が正しいことを実証した。もっとも、ダイエット中も十分なタンパク質をとって運動を続けた人は、筋肉を維持することができた。ちなみに、私の妻が言うには、この知識はジムのパーソナルトレーナーにも広く知られているそうだ。

③代謝率と運動量がリセットされる

『ザ・ビゲスト・ルーザー』は、減量を競うアメリカのリアリティ番組だ。なかには大幅な減量に成功する人もいる（シーズン8に出演した当時、46歳のダニー・ケーヒルは、7カ月で108キログラム減量した）。

けれども、2016年5月2日付の『ニューヨーク・タイムズ』紙が一面で報じたように、減量を競った彼らはその後、「アダプティブ・サーモジェネシス」（適応性熱産生）の問題に直面した（サーモジェネシスは、ギリシャ語の「therme＝熱」と「gignesthai＝生まれる」からの造語）。気取った表現だが、要するに人間の体は消費するエネルギー量を変えるという意味だ。

そもそも**人体は減量を望んでいない。**進化によって人体は、飢餓を恐ろしい脅威と見なすようプログラムされているため、体重が大幅に減ると、「太っている人ほど生き残りやすい」ともいえる反応を起こして、代謝率を下げてエネルギーを節約しようとする。この変化はどうやら一生続くらしく、しかも些細な変化ではない。影響ある研究の言葉を借りれば、「もともとやせている人に比べて太っていた人が減量した場合、同等の体重と身体活動レベルを維持するのに必要な1日当たりのカロリーは、約300〜400キロカロリー少ない」

『ニューヨーク・タイムズ』紙の記事の元になった、国立衛生研究所による『ザ・ビゲスト・ルーザー』の研究によると、その数値はさらに高く、1日当たり約600キロカロリーに達することがわかった。このカロリーは1回分の食事のカロリーとほぼ同じなので、**ダイエットをした人がダイエットをしたことのない人と同じ体重を維持するには、1食抜きの生活を、生涯、続けなければならない**のだ。先に挙げたダニー・ケーヒルはそれに失敗した例で、現在の体重は7年前より47キログラム多い。

公正を期して言えば、研究の中には、ダイエットが適応性熱産生をもたらさなかったものもある。しかし、ほとんどの研究で適応性塾産生は確認されており、それがいかにダイエットの邪魔をしているかがわかる。じつのところ、適応性熱産生は代謝率を下げるだけでなく、軽い運動の頻度も下げるのだ。

身体活動の量は、「加速度計」（フィットビットやジョウボーンに先立つ活動量計）で測ることができる。測定の結果、ダイエット中の人や過去にダイエットをした人は、ダイエットをしない人に比べて、軽い活動の量が少ないことがわかった。

どういうことかと言うと、階段よりエレベーターを選びやすく、そわそわ動くことも少なく、歩ける距離でも車に乗りがちなのだ。ダイエットをすると、かつては感じていた、階段をのぼりたいとか、足を伸ばしたいとか、そうした自然な衝動を感じにくくなるらしい。

したがって、朝食を抜く人は摂取カロリーが少ないのに太っているというパラドックスは、適応性熱産生によっても説明できる。つまり、朝食を抜く人は、往々にして過激なダイエットの経験者で、適応性熱産生のせいで燃焼するカロリー量が比較的少なく、そのせいで太っている。すなわち、朝食を抜く人が太っているのは、朝食を抜くからではなく、ダイエットがもたらす適応性熱産生のせいだと考えられる。

④ホルモン

ホルモンもまた、減量を望まない。

オーストラリアのメルボルンの研究者グループは、過体重や肥満の状態からかなり体重を落とした人は、**ダイエットをやめてから1年経っても、グレリンなどの空腹感を高めるホルモンの濃度が高く、レプチンなどの空腹感を抑えるホルモンの濃度が低い**ことを発見した。

⑤遺伝子

人間の体重を決めるのは遺伝子か、それとも環境だろうか。ロンドン大学キングス・カレッジの教授で、双子研究の権威であるティム・スペクターは、「大人の一卵性双生児の体重差は、平均で1キログラム未満である」ことを発見した。

手短に言えば、遺伝子は人間の体重決定に強く影響し（約3分の2）[1]、環境の影響は約3分の1でしかないのだ。スペクターの言葉を借りれば、「私たちの体は、摂取カロリーが減ると、進化によってプログラムされた対抗策をとるらしい。（中略）そういうわけで、ほとんどのダイエットは失敗する」

困ったことに、減量のためのダイエットが逆に体重を増やすことさえある。２０１２年に、フィンランドの研究者グループは、一卵性双生児を対象として、一方だけに５キログラム以上減量させて、その後の経過を調べた。すると、ダイエットした人はしなかった人に比べて、体重が平均０・４キログラム増えていた。

〔結論〕

スイスの研究者グループがこの分野の研究を見直して、「やせている人は決してダイエットをしてはいけない。体重が増えるリスクがある」という結論を出した。ダイエットで体重が減る可能性があるのは、太っている人だけなのだ。

ダイエットは予期せぬ危険をはらんでおり、減量して、その体重を維持するには、戦略、すなわち適切なライフスタイルを見つける必要がある。

これから見ていくように、**朝食を抜くことは、その役に立つ**だろう。

2
だらしない生活が朝食抜きでも太らせる

朝食を食べない人はファストフードが好き?

朝食をとらない人が太っているというパラドックスについては、別の解釈もできる。「朝食をとらない人は、だらしない生活を送っている」というものだ。

フィンランドで行なわれた16歳の少年少女5500人に対する調査によれば、朝食をとらない少年少女の親は、自分を大切にしない傾向にあることがわかった。具体的には、以下のような特徴が見られる。

・タバコを吸う

・十分な運動をしない
・教育の放棄
・糖分、炭水化物、脂肪の多い軽食を大量に食べる
・飲酒量が多い
・過体重である

また、この調査結果を拡大して、アメリカのロードアイランド州で行なわれた約1万人の青年を対象とした調査では、以下の3点に有意の相関関係が認められた。

・朝食をとらない
・ファストフードを食べる
・体重増加

ただし、〝相関関係〟は〝因果関係〟ではない。体重が増えたのは、朝食を抜いたせいなのか、それともファストフードを食べ過ぎたせいなのか、この調査結果だけではわからない。その答えを見つけたのは、ミネソタ大学のマーク・ペレイラだ。

ペレイラは3000人の若者を対象とする15年に及ぶ追跡調査を行ない、**ファストフー**

ド店で食事する頻度が週3回以上だった人は、週1回以下だった人に比べて、体重が平均4・5キログラム重くなり、インスリン抵抗性が2倍高くなったことを明らかにした。

この結果からペレイラは、ファストフードは危険な食べ物だと確信した。カロリーだけを見ても、「ファストフード店での1回の食事には、たいてい1日に必要なカロリーが含まれている」

●ファストフードと体重の深い関係

では、ファストフードを食べる機会が多いのは誰か？　それは、だらしない生活を送っている人だ。ペレイラは被験者を黒人と白人に分け、社会階級の低い人ほどファストフードを多く食べることを確認した。それは、恥ずべき歴史的理由から、アフリカ系アメリカ人が社会的に不利な状況に置かれている結果でもある。

ペレイラは以下の結論に至った。

・ファストフード店に行く回数は、黒人は週に2・15回、白人は1・60回
・この調査に参加した黒人は白人に比べて、教育期間が約2年短い
・運動量は、黒人は白人の4分の3

・テレビを観る時間は、黒人は白人の約2倍
・1日の摂取カロリーは、黒人は白人より約400キロカロリー多い
・飲むソフトドリンクの量は、黒人は白人の1・5倍
・食べる肉の量は、黒人は白人の1・5倍
・食物繊維の摂取量は、黒人は白人より著しく少ない

先に挙げたロードアイランド州での調査が、朝食をとらないことと、ファストフードを食べること、そして体重増加の関連性を示してはいても、ペレイラの調査から、**体重増加の原因は朝食をとらないことではなく、ファストフードの摂取量にある**ことがわかる。

そして、ファストフードを食べがちな不健康なライフスタイルの背景には、前述のとおり、家庭環境の問題がある。

左図を見れば、朝食をとらないことは、体重増加と関連があるかもしれないが、その原因ではないことがわかるだろう。しかし、単純な疫学者は朝食をとらないことと、体重増加を導く生活習慣とのつながりを見て、朝食をとったほうがやせやすいと考えてしまうのだ。

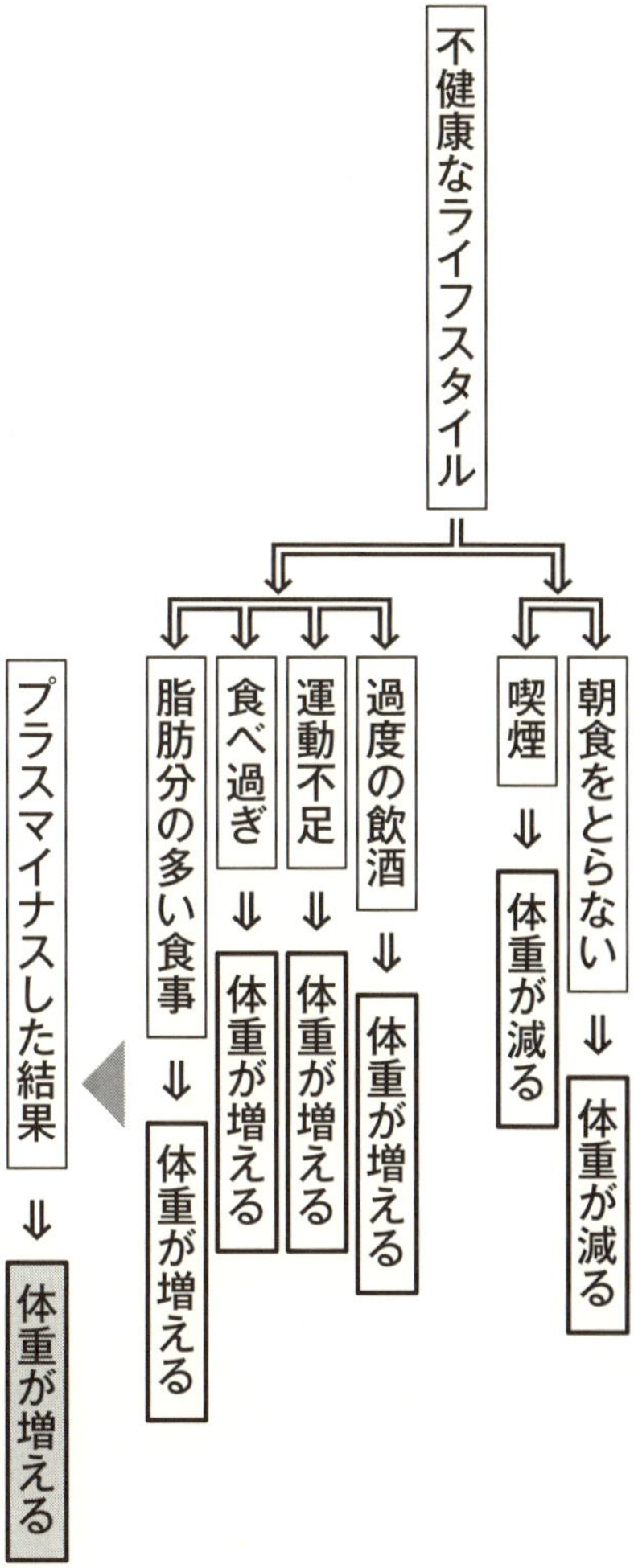

このゆがんだ関係はティーンエイジャーの喫煙と妊娠との関係に似ている。タバコを吸うティーンエイジャーは、タバコを吸わないティーンエイジャーより妊娠する傾向が強いが、タバコが妊娠の原因だと考える人はいない。

だらしない生活をするティーンエイジャーはタバコを吸う可能性も、妊娠する可能性も高い。根本的な原因はだらしない生活にあるのだ。

つまり、

だらしない生活をするティーンエイジャー

⇓ 喫煙

⇓ 妊娠

であって、

だらしない生活をするティーンエイジャー ⇒ 喫煙 ⇒ 妊娠

ではない。

因果関係ではなく、相関関係を示すモデルの一例として、日本で行なわれたある調査の結果を挙げよう。同調査では「朝食をとらない女性」は「朝食をとる女性」より2年早く（19・4歳ではなく17・5歳で）性的関係を持つようになると報告した。

この報告は査読のある英文の専門誌に掲載されたものではないが、信頼できる日本家族計画協会によるものだ。

だらしない生活をするティーンエイジャー

⇓ 朝食をとらない

⇓ 早過ぎる性的関係

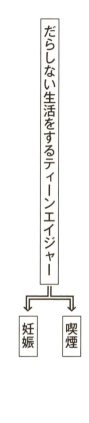

言うまでもなく、朝食をとらないから、早過ぎる性的関係を持つようになるわけではない。

朝食をミスリードする疫学者の問題

疫学（epidemiology：病気の流行を意味するギリシャ語のepidamiaが語源）は、個人ではなく集団を対象とする学問だが、この分野では、「因果関係」と「相関関係」が混同されやすい。たとえば、朝食と体重の因果関係の説明は次のようになる。

朝食をとる
⇓
食べる量が増える
⇓
しかし、パラドックス的に体重が減る

言い換えれば、

朝食をとらない
⇓
食べる量が減る
⇓
しかし、パラドックス的に体重が増える

一方、相関関係はこうだ。

第3の要因

朝食をとる　**体重が減る**

言い換えれば、

第3の要因

朝食をとらない　**体重が増える**

疫学研究が朝食と体重にしか目を向けなければ、「朝食をとる⇒体重が減る」という因果関係があるように思えてしまう。疫学は証拠を区別するための「証拠のヒエラルキー」を、長年にわたって練り上げてきたが、その適用は必ずしも的確でないというのが本書のテーマだ。

〔証拠のヒエラルキー〕

食事に関する論争の歴史は古く、聖書の時代にさかのぼるものもある。ユダヤ人のダニエルはバビロンのネブカドネザル王に捕らえられ、さまざまな苦難を経験し、獅子の洞窟にも入れられる（幸運にも救い出された）。ダニエルはまた、宮廷の食べ物を食べるように命じられたが、慣習を理由として拒んだ。ダニエル書の第1章12節〜16節に、ダニエルが自分と仲間の捕虜の食事について、願い出た話が書かれている。

食べるものは野菜だけ、飲む物は水だけにさせてください。その後で、宮廷の食べ物をいただいた若者と、私たちの顔色をお比べになり、そのうえで、お考えどおりにしてください（と、ダニエルは言った）。世話係はこの願いを聞き入れ、10日間試した。10日後、ダニエルたちの顔色と健康は宮廷の食べ物を食べたどの若者よりも良かった。以来、ダニエルたちには、肉類と酒の代わりに野菜だけを与えることにした。

これはまさに臨床試験、それも記録に残る最古のものだ。

だが、かなりよく管理されていたとはいえ、現代ならもっと正確にできるはずだ。いろいろな方法論があるが、正確さという観点から「証拠のヒエラルキー」として、それらをランク付けできる。

証拠のヒエラルキー（上位のものほど信頼性が高い）

①システマティックレビューとメタアナリシス

②無作為化盲検比較試験
③無作為化比較試験
④コホート研究
⑤症例対照研究
⑥横断的研究
⑦症例報告

以上について、最も説得力のないものから順に見ていこう。

⑦症例報告

患者の病歴は物語として語られる。「ジョー・ブログス氏は常にタバコを吸っていて、80歳の誕生日を迎えたところだ。したがって、タバコを吸えば長生きできる」。このような症例報告が因果関係の弱い証拠にしかならないことは、誰でもわかるだろう。

⑥横断的研究

これは一種の〝スナップ写真〟だ。横断的研究では、被験者は2つのことを問われる。本章のテーマに即して言えば、朝食に何を食べたか？　体重は？　といったことだ。そしてこれまでに述べたように、朝食に関する研究の多くは、このカテゴリーに分類される。

だが、残念ながら**この種の研究は誤解を招きがちだ。**ある時点では、太っているので朝食を抜くが、その後にやせて、朝食をとるようになるかもしれない。しかし、朝食をとるからやせるのでもなければ、朝食を抜くから太るのでもない。むしろ、太っているから朝食をとらず、やせているから朝食をとるのだ。

このように、横断的研究は完全に間違った結論をもたらす恐れがある。

⑤症例対照研究

朝食に関する研究では、あまり利用されないので省略する。

④コホート研究

これは〝スナップ写真〟の問題を回避するためのものだ。コホート研究では、２つの集団を選ぶ。たとえば、「朝食をとる集団」「とらない集団」。そして、数年後の結果を見る。１９４０年代から１９６０年代にかけて、ブラッドフォード・ヒルとリチャード・ドールは、煙草を吸う医師と吸わない医師に関する有名なコホート研究を

行い、喫煙が肺がんを引き起こすことを明らかにした。(2)

③無作為化比較試験

ここからは「観察」から「実験」へと移り、被験者に投薬やそのほかの介入（朝食を抜いたり、ダニエル書で言えば、宮廷の食べ物を食べない、など）を施し、その結果を確認する。

しかし、実験には正確性が求められる。ある集団に薬を与えて、ある結果が出たら、ほかのどんな方法でも、同じ結果が出ないことを確認する必要がある。

そのため、臨床医学では比較試験を行ない、薬を与えた被験者と与えなかった被験者の反応を比較する。その際、被験者を作為的に選ぶと、結果にバイアスがかかるため、臨床医学では無作為比較試験を行なう。被験者を無作為に振り分けて、2集団ができるだけ似るようにする。

②無作為化盲検比較試験

理想を言えば、潜在意識によるバイアスを避けるために、実験者も被験者も、誰が介入群で誰が対照群かを知るべきではないが、残念ながら朝食については不可能だ。盲検方式では対照群にプラセボ（偽薬）を与えるが、朝食の代わりにプラセボを与えることはできない。

つまり、朝食に関する研究では、この最も堅牢な実験プロトコルは使えない。しかし天文学が実証したように、学問は実験プロトコルがなくても進歩していくものだ。実験をしなくても、注意深く観察すれば、地球が太陽の周りをまわっているのであって、その逆でないことは証明できる。先入観を捨てて、観察することが重要だ。

①システマティックレビューとメタアナリシス

文献をくまなく調べ上げ、複数の研究結果を統合して分析するもの。その言葉のイメージどおり、非常に洗練された手法であり、より確実な結果を得ることができる。

〔結論〕

臨床医学は証拠のヒエラルキーを作り出したが、残念ながら**朝食の疫学者はどこかでこのヒエラルキーを無視し、因果関係と相関関係を混同**してしまった。本書では、その間違いがどこで起きたかを明らかにしていきたい。

3 朝食が支持される5つのトリック

●誤解・錯覚・素直な心が朝食を良く見せる

本チャプターでは、ここまで「朝食をとる人は、とらない人より摂取カロリーが多いのにやせている」というパラドックスに、2つの理由を提示した。さらに5つのトリックをご紹介しよう。

①朝食をとる人は医師の言いつけをよく守る（別名「追従効果」）

2003年にマサチューセッツ・メディカル・スクールが公表した調査結果を見てみよう。この調査では、朝食をとる人はやせていることが確認されたが、研究者たちは、「この調査結果が因果関係を示しているとは考えられない」と警告した。というのも、被験者の大半が「白人の中流階級の人々で、健康維持機構（医療保険）に加入しており、健康に関する意識が高かった」からだ。

そして、健康維持機構に加入していた人たちは、2003年に何を知っていたか？　それは、朝食は1日の中で最も大切な食事だということだ。したがって、**この調査の被験者の大半は「朝食を食べなさい」という医師の言いつけを守り、また、1日を通して食べ過ぎないようにという忠告にも従ってきた。**

もちろん、通常は医師の忠告に従うほうがいいが、そうした〝追従〟が時として危険を招く場合もある。一例として、ビタミンD欠乏症について考えてみよう。

スウェーデンの医療チームが約3万人の健康な女性を追跡調査したところ、20年間で約2500人が自然死していた。そのうちの多くの人が医学的なアドバイスに従って、悪性黒色腫にならないよう、できるだけ日光を避けていた。その結果、ビタミンDが欠乏し、あらゆる病気による死亡率が2倍にもなっていたのだ。報告書には「日光を避ける人の死亡率は最も日光にあたった集団よりおよそ2倍高く、（中略）原因はおそらく、がん、心疾患、脳血管障害だと考えられる」と記されている。

追従が危険なのは、医学は常に進歩していて、ある時点で正しいとされていたことが、しばらく後になって間違いだったと判明することがあるからだ。それは朝食についても言える。かかりつけ医はあなたに、朝食は1日で最も重要な食事だと断言するかもしれないが、その医師はかつて乳児はうつぶせに寝かせるべきだと言っていたかもしれない。

②人は食べた量を「少なめ」に申告する

朝食と肥満に相関があるように思わせる一つの因子は、肥満の人は食べた量を少なく申告しがちであることだ。つまり、肥満の人は朝食をたっぷり食べて、そのせいで太っているのに、**朝食はとらないことにしていると嘘の申告**をしている可能性がある。

大半の人は、食べた量を少なく申告しがちだが、太っている人は特に極端に少なく申告するようだ。私は若い頃、医師としてメタボリック専門の診療所を運営していたが、過体重の人や肥満の人が明らかに食べ過ぎているのに、それを否定することに驚かされた。非常に太った女性が、間食はしていないと主張したことを覚えている。

しかし、その女性の娘に言わせれば、「これは数に入らない」と言いながら、彼女は1日中ビスケットを食べていたそうだ。

③「朝食をとらない」の定義が統一されていない

2008年、ウィスコンシン大学の哲学者ピーター・ブラナスは、「朝食をとらない」の定義が研究グループによって異なり、その数は24種類にも及ぶことを発見した。

その定義は「正午までカロリーをまったくとらない」「午前10時までカロリーをとらない」「ときどき、あるいは定期的に牛乳やフルーツジュースを少し飲む」「週末だけ十分な朝食をとる」など、じつにさまざまだった。

ブラナスの発見は、その論文のタイトルのとおりだ。『ギリシャの若者が朝食をとらないこととBMI――関連があるかどうかは、朝食をとらないことがどう定義されるかによって決まる』

驚くべき発見だ。これが事実なら、**研究グループによって結論が異なるのは、単に朝食をとらないことの定義が違っていた**からなのだ。

要するにブラナスが明らかにしたのは、疫学的な論文の多くは、定義のあいまいさゆえにゆがんでいる恐れがあるということだ。この分野はブラナスのような哲学者をさらに多く必要としているようだ。

④「代謝を促進する」という誤った仮説

誰でも、食べるとすぐ代謝が上がる。それは食物を消化してエネルギーを摂取するためであり、食事中や食後に火照りを感じたり、汗ばんだりする人がいるのはそのせいだ。

そういうわけで多くの研究者は、もしも（あくまで、もしもである）朝食をとることがやせることにつながるのであれば、それはおそらく朝食が代謝を促進し、終日、代謝が盛んで、カロリーが多く消費されるためだと示唆してきた。この言葉はそのまま広告にも使われた。イージージェットの機内誌『ビストロ・アンド・ブティック』の2015年3月号に、オートミールを製造販売するモマ社のCEOの言葉として、「朝食は〝あなたの代謝を促進する〟」と掲載されたのだ。

しかし、2014年に英国バース大学のジェイムズ・ベッツ率いるチームが行なった、極めて包括的な研究の結果はそれを否定する。

ベッツらは被験者を2グループに分け、6週間にわたって、一方には朝食をとらせ、もう一方には朝食を抜かせた。その結果から、ベッツはまず、朝食が満腹感をもたらすという説に根拠はないと断じた。朝食をとった被験者のほうが1日あたり539キロカロリー多く摂取したからだ。

さらにベッツは、6週間にわたって**毎日朝食をとった後も、「一般に考えられているのとは違って、安静時の代謝は増えなかった」**ことを突き止めた。つまり、朝食が代謝を促すという通説を覆したのだ。

ベッツは『デイリーメール』紙に次のように語っている。「朝食は〝1日のうちで最も大切な食事だ〟という説は広く行きわたっているため、朝食は健康に良いという主張に科学的根拠がないことを知ると、多くの人は驚く。普段、朝食を食べている人のほうが比較的やせていて健康なのは確かだが、彼らは総じて健康的なライフスタイルを送り、バランスのいい食事をし、積極的に運動もしている」

ベッツが肥満の人を対象とする類似の調査から到達した結論は次のとおりだ。「朝食をとったほうが体重管理しやすいという一般的な認識に反して、**朝食をとる集団では、11人中10人の体重が増えた**」

2016年3月24日付の『インデペンデント』紙でベッツが語ったように、「朝食をとっても体重は減らない」ので、不可思議な代謝促進という仮説を持ち出して、不可思議な体重減少を説明する必要はないのだ。「もしも」はないのである。

そして、ベッツ自身、普段、朝食を抜いている。

⑤「朝食を抜く人」＝「夜型」だから不健康

近年フィンランドで行なわれた6000人を対象とする調査から、**夜型の人は朝型の人に比べて2型糖尿病になる確率が2・5倍高い**ことがわかった。

この衝撃的な発見が本書にとって意義深いのは、別の調査により夜型の人は朝食を抜きがちだとわかっているからだ。この2つの発見は、朝食を抜くことと2型糖尿病との相関を示唆しているように思えるが、本当の原因は「社会的時差ぼけ」にあるらしい。

夜型の人は社会的時差ぼけに苦しんでいるように見える。なぜなら、遅く寝るせいで、十分寝ていないのに起きなければならないからだ。こうした夜型の人は、平日の疲れや睡眠不足を、週末にたっぷり寝ることで埋め合わせているが、それでもストレスを感じたり、うつ病になったりする。ミュンヘンで約500人を対象として行なわれた調査では、夜型の程度（週末の起床時間の遅さと、余分に寝る時間の長さで測る）が高いほど、喫煙や飲酒の量が増えることが明らかになっている。

同様に、シカゴとバンコクで行なわれた2型糖尿病の患者を対象とする調査でも、夜型の程度が高い人ほど、朝食を抜き、過体重になりやすく、糖尿病が深刻化しやすいことがわかった。これらの人々は、高血圧になる確率も高かった。

こうした調査が示しているのは、夜型の人が朝食を抜くのは、喫煙や飲酒、ストレス、うつ病、肥満、糖尿病の増加と同じく社会的時差ぼけの結果であって、原因ではないということだ。

社会的時差ぼけがもたらす害は主に睡眠不足によるものだが、当然ながら、社会的時差ぼけは睡眠不足の唯一の原因ではない。

日本、岡山県のある研究グループの調査により、何らかの理由で寝つきが悪い人や夜中に目が覚める人も、2型糖尿病になる危険性が2・5倍高いことがわかった。また、スウェーデンで近年行なわれた研究では、健康な若い男性を**眠らせなかったところ、翌日、彼らの食事量は非常に増えた。**

睡眠不足はコルチゾールやある種の炎症誘発性物質、遊離脂肪酸をはじめとする血中のストレス物質の濃度を高める。**これらはインスリン抵抗性、肥満、2型糖尿病を引き起こす。**

以上の研究結果から、次のように考えられる。

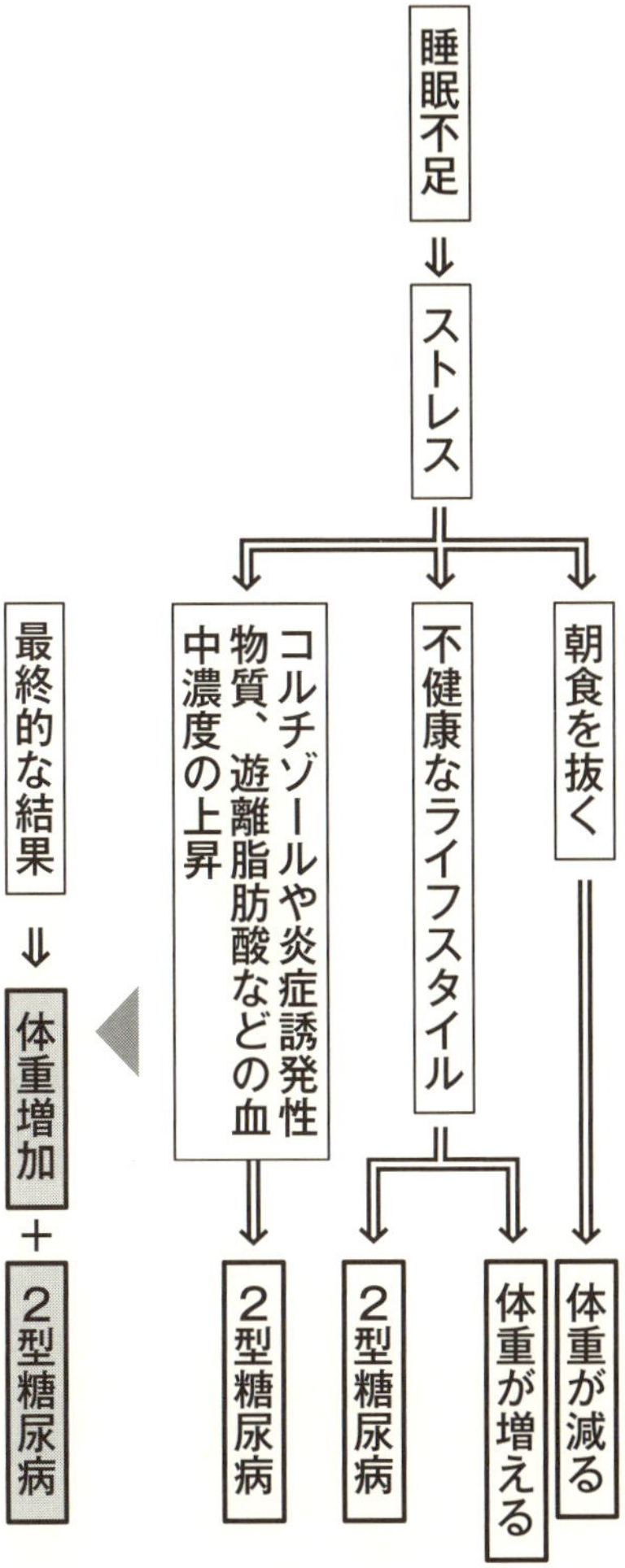

つまり、朝食を抜くことと、肥満と糖尿病のもう一つのつながりが見つかったわけだが、それは原因と結果という関係ではなく、いずれも睡眠不足が原因なのだ。[3]

したがって、正統なダーウィン主義者なら、夜型でいることに伴う利益を見つけなければならない。というのも、夜型の人が朝型の人より不健康なら、とっくに絶滅していたはずだが、彼らは生き延びてきたからだ。夜型の人のほうが朝型の人より聡明だとも言われており、もしかしたらそれが、彼らが生き延びてきた理由かもしれない。

●朝食に審判が下る日

朝食を抜くことと肥満の間にはつながりはあっても、因果関係はないことが次第に明らかになり、現在、科学者たちはそれを混同しないようになった。たとえば、２０１０年のある研究は、朝食抜きと肥満とのつながりを発見したヨーロッパの16件の調査を再検討し、**「ほとんどすべてのデータは観察によるものであり、因果関係があるとは限らない」**と結論づけている。ようやく疫学が正気を取り戻し始めたようだ。

朝食にまつわる疫学の多くは、ロンドン大学ユニバーシティ・カレッジのマイケル・マーモットがはるか昔に見抜いていたことを確認しただけだ。すなわち、西洋で社会的・経済的に地位の高い集団が低い集団より約7年長生きするのは、たぶんストレスが少ないためなのだ(4)。

前者は往々にして医師等のアドバイスに従って、朝食を含め、規則正しい食事をとるが、後者は食生活が不規則になりがちだ。過去の疫学研究はこうした背景に目を向けず、ただ食事の回数と寿命のつながりに言及してきたのである。

Chapter 4

●

研究者たちの朝食ウォーズ

世界有数の名門大学であるハーバード大学とケンブリッジ大学は、朝食は健康に良い奨励し続けているが、アラバマ大学とコーネル大学の勇猛果敢な研究者たちは、それに異を唱えている。

1

朝食の常識にしがみつく世界的名門大学

●ハーバード大学の迷走が示唆するもの

ハーバード大学は長年にわたって医療従事者追跡調査（HPFS）を行なってきた。それは白人の医療従事者5万1529人の生活や健康状態を追跡するものだ。被験者は1992年に採用され、その約17％は朝食をとっていなかった。この割合は偶然にも一般的な割合と同じだった。

対象を中高年の上位中産階級の白人男性に絞るという倫理的に不適切なこの調査から、「体重増加」「2型糖尿病」「冠動脈性心疾患」の少なくとも3つについて、朝食との重要なつながりが見つかった。

・2007年、HPFSの研究者らは、「中年以降の男性では、朝食を抜くよりとったほうが、わずかながら体重増加を防げるようだ」と報告した
・2012年、彼らは「朝食を抜くことは2型糖尿病リスクの上昇と関連がある」と報告した
・そして2013年、「男性の医療従事者の集団では、朝食をとることは冠動脈性心疾患リスクの著しい低下と関連がある」と報告した

しかし、これまで見てきたとおり、**こうしたつながりを軽率に因果関係と見なしてはならない**。まず、この調査によると、朝食を抜く人は明らかにリスクの高い生活を送っている。

朝食を抜く男性はとる男性に比べて、喫煙量が3倍多く、運動量が少ない。コーヒーやアルコールを多く飲み、健康的な食品を食べることは著しく少ない。また、間食を21％多くとりがちで、やや太り気味で、夜遅くに食べることが多い。

そのうえ、2013年に行なわれた冠動脈調査によると、朝食をとる人のほうが結婚する可能性が高く（結婚は男性の健康にプラスになる）[1]、加えて、朝食を抜く人は定期健康診断をあまり受けていなかった。

ＨＰＦＳの研究者らは朝食に関する3回の調査で、交絡因子《こうらくいんし》（※調べようとする因子以外に影響している因子）を統計的に修正しようとしたが、うまくいかなかった。それは彼らの努力が足りなかったからではなく、未知の要因が多すぎたからだ。たとえば、社会的支援については修正されなかった。

一例を挙げれば、友人が多い人は長生きで、朝食をとっている人が多かったとしても、朝食をとれば友人ができたり、長生きするわけではない。友人を大切にする人は一般に常識があり、世間の教えをよく守る。そうした教えに「朝食はとったほうがいい」という不健康なものが多少含まれていても、トータルで健康的な生活を送る人は多いだろう。[2]

そういうわけで、すべてのリスク因子が修正されるまで、朝食をとったほうが体にいいというＨＰＦＳの研究者らの主張を鵜呑みにすることはできない。

実際、彼らは「満腹仮説」（朝食をとると満腹になって、その後の摂取カロリーが少なくなるという仮説）が間違っていることをついに認め、２０１３年の論文で、「朝食をとる人は朝食を抜く人より1日に１２３キロカロリー多くとる」と報告した。それが蓄積すれば、**朝食をとる人はとらない人よりも、毎月0・5キログラム多く脂肪がつく**ため、ＨＰＦＳのデータは、朝食は不健康であることを示唆している。

それでもＨＰＦＳの研究者らは「朝食は体にいい」という説にしがみつき、同年に「食習慣は規則正しいライフスタイルや健康志向の行動の指標になり得る」と記した。

だが、その因果関係を確信しているわけではなさそうだ。満腹仮説の間違いをまだ認めていなかった２００７年には、「ここ数十年間で過体重と肥満が急増し、（中略）毎日朝食を抜く人も増えた。（中略）朝食をとれば、その後の食事の量が減るため、１日の摂取カロリーを減らすことができる」と書いている。

これがはっきり示すのは、以下の単純な朝食パラダイムだ。

朝食をとる
⇓
満腹になる
⇓
食べる量が減る
⇓
体重が減る

あるいは、逆に

朝食を抜く
⇓
満腹感を得られない
⇓
食べる量が増える
⇓
体重が増える

ＨＰＦＳの研究者らは、この誤った因果関係のパラダイムから脱却すべきだったが、そうしないばかりか、朝食を擁護するために、新たに「ストレス」を原因として取り入れた。冠動脈性心疾患に関する２０１３年のＨＰＦＳの研究を主導したリア・ケーヒルは、テキサスＡ＆Ｍ大学のニュースレターと『フォーブス』誌の記者にこう語った。「断食は体にとってストレスになります。したがって、朝食を抜いて断食の状態を長引かせると、ストレスが増えるのです」

ケーヒルはBBCによるインタビューでも、朝食を抜いて「(前夜からの)断食を続ける」ことは体に余分な負担をかけると語った。しかし、朝食抜きがストレスにつながるという証拠は、HPFSの研究には見当たらない。

それどころかHPFSが行なったさまざまな研究の結果を見ると、適切な食事回数について、結論を出せずにいることがわかる。

①2007年(体重増加に関する研究)

HPFSの科学者たちは「食事回数が増えることは、体重の5キロ増という高いリスクに結びつく」と報告した。

②2009年(2型糖尿病に関する研究)

彼らは「1日3回食事をする男性に比べて、1日に1~2回しか食事をとらない男性は、2型糖尿病になるリスクが高い」と報告した(すなわち、食事回数が減ると2型糖尿病になりやすい)。

③2013年(冠動脈性心疾患に関する研究)

彼らは「食事回数の増加と冠動脈性心疾患にかかるリスクに、関連は認められなかった」と報告した。

朝食を抜くことは、食事回数の減少を意味する。ゆえに、**これらの矛盾する調査結果が示唆するのは、体重増加や糖尿病、冠動脈性心疾患の原因は朝食を抜くせいではなく、別の要因が引き起こしている**ということだ。

●ケンブリッジ大学のねじれた結論

ハーバード大学はマサチューセッツ州のケンブリッジにあるが、英国のケンブリッジ大学の科学者たちも、朝食に多大な関心を寄せている。

ケンブリッジ大学の疫学者たちは、朝食が体重増加にどう影響するかを知るために、横断研究、すなわちある一時点での体重と要因の保有状況を調べる「スナップ写真」型研究を行なった。彼らは約6800人の中年男女を被験者にしたが、当然ながら、その中には朝食を軽く済ましている人もいれば、しっかりとる人もいた。

研究チームが被験者にたずねたのは、①普段の朝食に何を食べているか、②普段、朝食のほかに何を食べるか、だった。そして被験者の体重を測定したところ、朝食をしっかりとる人ほど1日の摂取カロリーが多いが、体重は軽いことがわかった。図示すれば、以下のようになる。

朝食をとる　⇓　より多くのカロリーを摂取する　⇓　なぜか体重が軽い

要するに、この研究チームも、あの悪名高い〝朝食パラドックス〟を再確認したのだ。研究チームは、満腹仮説が間違いで、朝食を多く食べる人ほど、1日に食べる量が多いことを証明したが、朝食をとる人は朝食を抜く人よりやせていたので、再びパラドックスにぶち当たった。そもそもパラドックスというものは、間違ったパラダイムが現実と衝突するときに現れるものだ。

では、この研究者らは、どのようなパラダイムに従ったのだろう？　彼らの論文の序説には、以下のように書かれている。「(数々の研究が)規則正しい朝食と体重の継続的な減少に関係があることを示唆しているため、朝食を抜いたり軽く済ませたりすると、肥満を招きやすいと考えられる」

つまり研究者たちは、因果関係のパラダイムに従っていたのだ。

朝食をとる　⇓　全体として食べる量が多い　⇓　体重が減る

朝食を抜く　⇓　全体として食べる量が少ない　⇓　体重が増える

これらは意味をなさない。しかし、別のパラダイムを採用すれば、以下のようになる。

ダイエットをしたことがないから代謝が活発
⇓
その結果、朝食をとる余裕がある
⇓
それでも体重が減る

逆に言えば、

ダイエットをしたことがあるから代謝が不活発
⇓
その結果、朝食をとる余裕がない
⇓
それでも体重が増える

こちらの2つのモデルは、パラドックスではない。そこで、先の論文の序説を書き直すとしたら、文章の前半は事実なのでそのままでいいが、結論部分は以下のようにしなければならない。

「(数々の研究が) 規則正しい朝食と体重の継続的な減少に関係があることを示唆しているため、・・・・・・・・・・・・・・・・・・・・・・・・・やせている人は朝食をとって、より多くのカロリーを摂取する余裕があると考えられる」

その後、このケンブリッジ大学の研究者たちは、ヒルとドールの喫煙研究（タバコが肺がんを招くことを明らかにした）に似たコホート研究を行ない、自分たちの観察報告を裏づけた。その3年8カ月に及ぶ追跡調査で、以下の結果が出た。

・すべての被験者が年をとるにしたがって、体重が増えた
・朝食の量が少ない被験者たちは、平均で約1・25キロ体重が増加した
・朝食の量が多い被験者たちは、平均で約0・8キロしか体重が増加しなかった
・しかし、朝食の量が多い被験者は朝食の量が少ない被験者に比べて、1日平均82キロカロリー多く摂取しているようだ

研究者たちは再び悪名高いパラドックスにぶち当たったらしい。そして彼らは、自分たちの発見から、ねじれた結論を導き出した。「1日の総摂取カロリーを再分配して、朝に多く食べて、その後の食事量を少なくすれば、中年成人の体重増加を抑制できるだろう」

これは、**彼らの論文やデータが導く結論ではない。**というのも、朝食を多く食べる人ほど、1日に食べる量も多いことは、彼らも知っていたからだ。データに素直に従うなら、「スマートな体型を保ちたいなら、朝食を多く食べて、1日の総摂取カロリーも増えるようにしなさい」としなければならないはずだ。

もちろん、これでは筋《すじ》が通らない。だから、ケンブリッジ大学の研究者たちは、あえて自分たちのデータから論理的な結論を導き出さなかったのだ。

●ノッティンガム大学の研究結果の〝怪〟

ケンブリッジ大学の研究者は自分たちの研究結果がパラドックスになっていることを自覚していたので、それを説明するために、ノッティンガム大学のハミード・レザ・ファルシュチの研究を引き合いに出した。

ファルシュチは10人の女性のインスリン反応を調べ、朝食を抜くと血中インスリン濃度が上がる（朝食をとる人の血中インスリン濃度は下がる）ことを発見した。

インスリンは人を太らせるため、ケンブリッジ大学の研究者らは先のパラドックスを以下のように説明できると考えた。

朝食を抜く
⇓
インスリンの分泌が増える
⇓
太る

朝食をとる
⇓
インスリンの分泌が減る
⇓
太らない

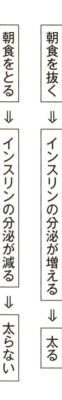

ちょっと待ってほしい。朝食をとるとインスリンの分泌が減る？　朝食を抜くとインスリンの分泌が増える？　**インスリンは本質的に、食べると増える**ものだ（これについては後ほど詳しくお話しする）。ではなぜ「朝食を抜くと血中インスリン濃度が上がる」といったおかしなことが起きたのだろうか。

じつはファルシュチの被験者は、朝食をとった日は総摂取カロリーが少なく、朝食を抜いた日は総摂取カロリーが多かったのだ。この点において、被験者らは異例だった。

ファルシュチもそのことを明記し、自らの発見は、「以前に行なわれた研究とは一致しない」と記している（当然ながら、それ以前に行なわれた研究では、ケンブリッジ大学チームの被験者と同じく、朝食をとった人の1日の総摂取カロリーは多かった）。

ケンブリッジ大学の研究チームの被験者は、朝食をとった人のほうが1日の総摂取カロリーが多かった。そのため、ファルシュチの研究結果を用いて、ケンブリッジ大学の研究者たちのパラドックスを説明することはできない。

とはいえ、ケンブリッジ大学の研究チームを不当に攻撃するつもりはない。彼らの論文は広く読まれており、そのデータは信頼でき、彼らは極めて誠実だ。

しかし、本書の目的は、朝食をとることの善し悪しをはっきりさせることである。もし彼らのパラドックスを受け入れるのであれば、前記したとおり、「もしスリムでいたいのなら、朝食をたくさんとり、1日の食事量も増やしなさい」といった結論に至るはずだ。

しかし、パラドックスを受け入れず、データを正しく解釈すれば、以下のようになる。

「スリムでいたいなら、朝食をとらず、1日の食事量も抑えなさい」

朝食をとるか、とらないか、選択肢は2つに1つだ。そして、**どちらを選ぶかで、長生きするか、早死にするかが決まる**だろう。

ケンブリッジ大学の研究チームのデータは総じて堅牢だが、一連のデータが欠落していることは残念に思う。それは、観察期間である3年8カ月の間に死亡した人や病気になった人を分析の対象から外したことだ。疫学研究の最も重要な指標「エンド・ポイント」は、肥満などの測定値ではなく、文字どおりのエンド・ポイント、すなわち「死」であるはずだ。

もしそのデータを持っているなら、それが公表されることを私は望んでいる。そのデータから、朝食が人を殺すか生かすかがわかるかもしれない。

なぜ怪奇現象は起きたのか？

ところで、なぜファルシュチの被験者は、朝食をとった日の食事量が、抜いた日の総食事量より少なかったのだろうか。この謎を解く鍵は、ファルシュチの被験者がわずか10人の女性だったところにある。

2015年に2人のイスラエルの科学者、シーガルとエリナブが800人を対象とする包括的な研究を行ない、**「同じものを食べても、食後の血糖反応は人によって千差万別**である」ことを発見した。パンを例に挙げれば、朝食時のパンがもたらす血糖値の上昇には、人によって9倍もの差がある。ほんの少ししか上がらない人もいれば、大きく上がる人もいる。

なかには同量のグルコースよりパンを食べたほうが血糖値の上がる人もいれば、バナナを食べると心配になるほど血糖値が上がるが、クッキーなら大丈夫という人もいる。その逆の人もいるし、トマトが危険な人さえいるのだ。

こうしたばらつきは、驚くにはあたらない。1990年にケベックで素晴らしい実験が行なわれた。

12組の若い双子の男性を選び、4カ月にわたって、フォアグラをとるガチョウさながらに、1日1000キロカロリー多く食べさせた。彼らは平均で8・1キログラム体重が増えたが、その差は4・3キログラムから13・3キログラムとかなり幅があった。だが、興味深いことに、双子同士では増えた体重はほとんど同じだった。言い換えれば、**人によって代謝は非常に異なり、その違いは遺伝子がほぼ決めている**のだ。

要するに、食物に対する反応は遺伝による違いが大きいため、栄養に関する研究を、わずか10人の被験で行なえば、当然ながら個人差に振り回されることになる。

実際、ノッティンガム大学のファルシュチの同僚が後に行なった、12人の男性を被験者とする朝食の実験では、朝食をとる人と抜く人の、(朝食と昼食を足した)総カロリーに差はなかった。

つまり、ノッティンガム大学で行なわれた10人の女性を対象とする実験と、12人の男性を対象とする実験では、異なる結果が出て、しかも、それ以前の研究の結果とは、どちらも合致しなかったのである。

朝食に関する堅牢な調査結果を得るために、シーガルとエリナブに倣って800人もの人を調べる必要はないだろうが、10人や12人を被験者とする研究は、予備的なものにすぎず、誤った印象を与える危険性があることを、心に留めておかなければならない。

ファルシュチは、自分の行なった実験は異例だと正直に認めているが、それでも彼の論文が(ハーバード大学の科学者も含めて)200回以上引用されていることを知ると、不安になる。

引用した論文を残らず調べたわけではないが、私がチェックした論文はすべて、ファルシュチのデータが否定しているはずの、朝食仮説を立証するために、そのデータを利用していた。まったくもって嘆かわしいことだ。

2 朝食の君主に立ち向かうゲリラ的英雄たち

●ゆがんだ研究報告の暴露

支配的なパラダイムを無視するには勇気が必要だ。本章では、果敢にもそれを行なった少数派に光を当てたい。

2013年、バーミンガムにあるアラバマ大学のデイヴィッド・アリソンと同僚は、朝食を抜くことに関する92件の研究を見直した。彼らの論文には、「思い込みは証拠に勝つ――朝食の有無が肥満に影響するという思い込みが科学的証拠をゆがめた2つの実例」という仰々しいタイトルがつけられた。

その内容はタイトルに十分見合うもので、**朝食について研究する人が往々にして、自ら**

の研究結果だけでなく、他者の研究結果もゆがめて伝えていることを明らかにした。たとえば、アリソンらが調べた論文の62％は、ある特定の研究を〝誤解させる〟やり方で引用していた。

そして、アリソンが出した結論は「科学的記録は実証性に欠ける研究と、偏見のある研究報告によってゆがめられている」というものだった。

ハーバード大学公衆衛生大学院の研究者はこの結論に異議を唱え、朝食を抜くと肥満になるという主張の誤りをアリソン氏は証明していない、と主張した。対してアリソンは、自分はその誤りを証明しようとしているのではない。そもそも、朝食と肥満に因果関係があることを誰も証明できていないことを示そうとしたのだと応酬した。

翌2014年、アリソンは無作為化比較試験を行なった。その際には、肥満か過体重の成人を次の3グループに分けた。

・毎日朝食をとるグループ
・朝食を抜くグループ
・朝食をとったりとらなかったりするグループ

16週に及ぶ実験が終わった時、3グループの体重に差は認められなかった。

この結果は、1992年にテネシー州ナッシュビルで行なわれた研究結果と同じだった。そのナッシュビルの研究では、肥満気味の女性たちに、朝食をとるかとらないかという条件だけが異なるダイエットをさせたが（1日の摂取カロリーを等しくするために、朝食を抜く人はその分のカロリーを昼食と夕食で摂取した）、体重の減少に差はなかった。

●食品業界への宣戦布告

支配的なパラダイムに反旗を翻したのは、南部の研究者だけではない。

2014年8月1日、ニューヨーク州のコーネル大学のデイヴィッド・レヴィツキーは、『アメリカン・ジャーナル・オブ・クリニカル・ニュートリション』誌に書いた論説で、朝食に関して宣戦布告した。66ページで述べたとおり、レヴィツキーはカーリー・パカノウスキーと共に、朝食は満腹感をもたらさないどころか1日の総摂取カロリーを増やすことを証明したのだから、朝食にまつわる通説を覆したパイオニアといえる。彼の論説は次のように始まる。

「本号には、栄養学者と一般の人々が長年信じてきた通説に異議を唱える記事が3件掲載されている。その通説とは、朝食は1日のうちで最も重要だというもので、言うまでもなく、読者が朝食用シリアルの販売者なら、それは真実であるだろう。また、商業上の利益を別としても、この朝食に関する信念は、①ほとんどのダイエット計画と、②認知力や学業の成績を上げるための学校朝食プログラムの核になっている。本号に掲載された記事は、こうした信念の信ぴょう性を検証する理由になるだろう」

この段落は、わかりやすい言葉で言い直す必要はない。以下に紹介する、論説の最後の段落もその必要はないはずだ。

「**栄養についての通説は多い。その多くは朝食についての通説と同様に、強い商業的利益に操られている。**肥満の蔓延という栄養上の大問題に直面している現代の状況では、私たちは栄養学者として、朝食を擁護する通説が招く危険についてよく考えなければならない」

●声を上げ始めた研究者たち

アリソンとレヴィツキーだけが、ハーバード大学の疫学的取り組みに異議を唱えた科学者ではない。以下は、最近の『タイムズ』紙の見出しである。

・毎日ヨーグルトを食べると、糖尿病になるリスクが減るだろう
・毎日ポリッジを食べることは、長生きするために欠かせない

・毎日ピーナッツを少し食べると、早死にのリスクが大幅に低下する
・かつてない規模の研究が、ベリー類とブドウは減量に役立つことを証明した

この4件はすべて、ハーバード大学が単独か共同で行なった研究である。それぞれの論文には、この発見は付随的に得られた知見にすぎないという但し書きがついているものの、論文の論調は、『タイムズ』紙の派手な見出しを是認しているように思える。

しかし『タイムズ』紙は、この結果に対する、より慎重な声も掲載した。

・「ヨーグルトを食べれば、健康的な生活を送れる可能性が高くなる」（英国糖尿病学会会長、アラステア・ランキン、2014年11月14日）
・「全粒穀物を多く摂取する人は、そのほかの面でも、より健康的な生活と食生活を送る傾向がある」（英国心臓病支援基金上級栄養士、ヴィクトリア・テイラー、2015年1月6日）
・「この研究からピーナッツを食べる人はやせていて、果物や野菜を多く食べ、高血圧や糖尿病になりにくいといえる。（中略）これらの要因の総計が、毎日ピーナッツを少量食べることより、強く死亡率に影響することがわかっている」（ロンドンのセント・ジョージズ・ホスピタル上級栄養士、キャサリン・コリンズ、2015年6月11

日）
・「この種の研究は因果関係を立証できず、高フラボノイド食品（※ピーナッツなど）を食べる人にはほかにも肥満を防ぐ習慣が見られる」（グラスゴー大学のナヴィード・サッタ、2015年1月26日）

食物疫学が健康志向に向かうなかで、研究者たちは、朝食を含むさまざまな要素と健康との因果関係を言われるままに鵜呑みにしてきた。しかし、現在では、相関とは何たるかを知る人々が、それに異議を唱えるようになってきたようだ。何人かの人は、ハーバード大学の研究者らが自らの観察と矛盾する事実に目を向けようとせず、自分たちの公衆衛生メッセージにしがみついていることを危惧している。

そして今では、この懐疑的な見方が公に語られるようになった。アメリカ政府が発表した「アメリカ人のための食生活指針（2010－15）」は、朝食を抜くことをはっきりと批判し、「朝食を抜くことが太り過ぎと関連がある」という立場を取り続けてきた。しかし、ジャーナリストのピーター・ウォーリースキーは、2015年8月10日の『ワシントン・ポスト』紙の記事、「**朝食抜きについての科学――政府の栄養学者はいかにしてこれを読み違えたか**」において、食生活指針による朝食抜きへの批判には、科学的根拠はなく、それは単なる憶測にすぎないと述べた。

ウォーリスキーの言葉は厳しい。「政府の栄養学者が食生活指針に朝食に関する警告を取り入れたやり口を見れば、いいかげんな科学的推測――正しいかもしれないが、間違っているかもしれない推測――が、政府が全国民に伝える堅固な栄養摂取のルールに昇格する場合もあることがわかる」

ウォーリスキーが指摘したように、これまでに朝食を推奨した疫学研究は観察に基づくものばかりだった。ウォーリスキーは、国立統計科学研究所のバイオインフォマティクス部門の元ディレクターであるS・スタンリー・ヤングの言葉を引用する。「**なんと、これは本当に科学なのか？　観察的研究は残らず疑われてしかるべきだ**」

Chapter 5

健康な人の朝食、不健康な人の朝食

朝食にまつわる疫学的な研究結果は、大半が間違っていることをおわかりいただけただろうか。そして、生化学的な研究においても、同じような誤りが繰り返されてきたことをお教えしよう。

1

朝食と血糖値の関係——不健康な人の場合

●「2型糖尿病」「糖尿病予備軍」「肥満症」の人の血糖値

この本の冒頭で、クリスチャンセンと私の見解として、**2型糖尿病患者の血糖値は特に朝食後に大幅に上昇するため、2型糖尿病患者にとって朝食は危険**だと述べた。複数の研究者が同じ時期に同じ発見をするのは科学の常で[1]、2型糖尿病と朝食の関係についても、ほかに少なくとも4つのグループが同じ時期に同じ発見をした。

読者がそのすべての論文に目を通さずに済むよう、内容を以下にまとめた。

・2009年、英国ランドー大学病院、糖尿病研究部門のラージ・ピーター率いるグループは、2型糖尿病患者49人を対象とする実験を行なった。ピーターらは患者たちに、朝食、昼食、夕食とも同じ食事を提供したが、**朝食後の血糖値は、昼食や夕食の後より35%以上高く**なった。すなわちピーターらは、2型糖尿病患者にとって朝食は危険であり、昼食と夕食を重視すべきであることを確認した。

・モントピーリアとスウォンジーが行なった、2型糖尿病患者248人を対象とする共同研究では、朝食のカロリーを、昼食および夕食の半分に制限した。それでも朝食後の血糖値が最も高かった。しかもそれはわずかな差ではなかった。**昼食や夕食の半分しか食べなかったのに、朝食後の血糖値は昼食および夕食後の血糖値より40%も高かった。**

・2013年、スウェーデンのリンショーピング大学医学部のハンス・グルドブランドと同僚が行なった実験では、**2型糖尿病患者に朝食を抜かせて、代わりに多めの昼食をとらせたところ、昼食後の血糖値は普段の昼食後と変わらなかった。**したがって、2型糖尿病患者にとって昼食は朝食より安全な食事だとグルドブランドらは結論づけた。

・1996年、フィラデルフィアにあるテンプル大学医学部のグンサー・ボーデンと同僚は、**朝になると2型糖尿病患者の肝臓がグルコースすなわちブドウ糖を血中に放出する**ことを発見した。「この結果は、2型糖尿病患者の血糖値が早朝に上昇することを示す膨大な証拠と合致する」

以上のように、**2型糖尿病患者の場合、朝はもともと血糖値が高い**ので、朝食をとってさらに血糖値を高くするのは明らかに危険だ。

また、糖尿病予備軍や肥満の人は、2型糖尿病と近い関係にあるが、朝食後の血糖値を見ると、次に紹介するように、やはり朝食が危険であることがわかる。

・2006年、ブラジルのサンパウロ大学のマリア・ドス・サントスと同僚は、**糖尿病予備軍患者**15人を対象とする研究を行なった。実験では、**朝食の量を昼食および夕食の半分にしたが、血糖値は朝食後のほうが昼食後や夕食後より高かった。**

・1988年、シカゴ大学のケネス・ポロンスキーは、**肥満症患者**15人を対象とする実験を行なった。その実験では、**朝食のカロリーを昼食の半分にしたが、朝食後の血糖値は昼食後の倍近くになった。**こうしてポロンスキーらは、肥満症患者にとって朝食は明らかに危険な食事であることを示した。

●最後の「朝食安全説」の盲点

かくして、2型糖尿病および糖尿病予備軍や肥満症の患者にとって、朝食は危険であることで決着したかに思えたが、その反証になりそうな論文が2015年に2本発表された。いずれもダニエラ・ヤコボビッツ（テルアビブ大学）とオレン・フロイ（エルサレム・ヘブライ大学）の共著である。その一つめの論文の主張を、2015年2月25日の『タイムズ』紙の記事の見出しが正確に伝えている。曰く、「糖尿病患者には高エネルギーの朝食が有効」というものだ。

驚くべき主張だが、奇妙なことに、この研究は朝食が安全な食事であることを証明したわけではない。じつのところ、この実験で測定した朝食後の血糖値は、クリスチャンセンの研究による測定値とたいして変わらないのだ。

ヤコボビッツとフロイが被験者にした中年の2型糖尿病患者18人は、クリスチャンセンの患者同様、朝、目覚めたときの血糖値が高く（126mg／dl）、700キロカロリーの朝食をとると、クリスチャンセンの患者より血糖値は高くなった。よって、ヤコボビッツとフロイは、2型糖尿病患者にとって朝食が危険であることを裏づけたことになる。

では、なぜ彼らの論文は、朝食安全説になってしまったのだろうか。

ここで両氏が2015年に発表したもう一つの論文を見てみよう。その主張は、テルアビブ大学のウェブサイトに簡潔にまとめられている。タイトルは『朝食を抜く糖尿病患者は血糖値スパイク（※食後の短時間に血糖値が急上昇すること）を引き起こす（Diabetics who skip breakfast provoke hazardous blood sugar spikes）』というものだ。ウェブサイトの内容を要約すると、以下のとおりである。

この臨床試験の被験者は平均年齢56歳、BMI28・2（つまり過体重）の2型糖尿病患者22人である。被験者は2日間にわたって、カロリーも内容もまったく等しいバランスの良い食事（牛乳、ツナ、パン、チョコレート入りシリアルバー）を昼食と夕食にとった。唯一の違いは、1日目には朝食をとり、2日目には朝食をとらなかったことだ。

ヤコボビッツは「私たちは、朝食を抜くのは体に悪いという仮説を立てていました。とはいえ、朝食を抜いただけで、糖代謝がかなり低下したことには驚かされました」と述べている。たしかに朝食をとった日の血糖値は、昼食後192㎎／dl、夕食後215㎎／dl。一方、朝食を抜いた日の血糖値は、昼食後268㎎／dl、夕食後298㎎／dlと、驚くほど高かった。

これでは朝食を抜くことがいかにも悪いことのように思えるが、このウェブサイトの記述には、誤りが3つある。

まず数値の不正確さ。被験者が朝食をとった日の夕食後の最高血糖値は215mg／dlではなく236mg／dlで、朝食を抜いた日の298mg／dlとの差はそこまで大きくない。また、深刻な誤りではないものの、朝食を抜いた日の夕食後の血糖値も、奇妙なことにウェブサイトの記載は間違っていた（正しくは298mg／dlでなく、294mg／dlだった）。

2つめの誤りは、ウェブサイトでは、実験は「2日間にわたって」行なわれたとされているが、実際は6日間だったことだ。これは3つめの誤りと関係があり、その誤りはヤコボビッツ自身の発言にあるので見逃せない。

そして3つめの誤りは、「朝食を抜いただけで、糖代謝がかなり低下したことには驚かされました」という部分だ。じつは違っていたのは朝食の有無だけでなく、被験者はダイエットもさせられていたのだ。どういうことかというと、朝食を抜いたときの測定は朝食抜きの生活を2日間送った後、3日目に実施された。その過程でヤコボビッツとフロイはクリスチャンセンとは違って、抜いた朝食分のカロリーを、昼食や夕食を増量して埋め合わせなかった（結果的に1日の摂取カロリーは2100キロカロリーから1400キロカロリーに減った）。つまり彼らは、実質的なダイエットの後、血糖値を測定されたのだ（朝食をとった日の測定はダイエット前だった）。

ダイエットをさせられたため、体重が減り、遊離脂肪酸の血中濃度が朝食をとった人のおよそ2倍に上昇していた。後述するが、遊離脂肪酸は夕食を危険な食事にする物質だ。

●ダイエット状態で朝食の必要性を判断しない

さて、ヤコボビッツらの最初の論文に話を戻そう。『タイムズ』紙が「糖尿病患者には高エネルギーの朝食が有効」という見出しを打った論文のことだ。

この研究でヤコボビッツとフロイは、患者の摂取カロリーを1日当たり1500キロカロリーに制限した。推奨される成人男性の1日の摂取カロリーは約2600キロカロリー、女性は2100キロカロリーである。研究対象の患者は男女半々だったので、ヤコボビッツたちはどちらの患者にもダイエットをさせていたことになる。

そのせいで遊離脂肪酸の血中濃度が上昇し、ひいては夕食が危険な食事になった。したがって『タイムズ』紙が、正しく正確な見出しをつけるとしたら、「ダイエット中の糖尿病患者には、低カロリーの夕食が有効」となっていたであろう。

ここまで見てきたとおり、**血糖をめぐる研究はすべて、2型糖尿病患者やそれに近い人にとって朝食が危険であることを裏づけている。**そのうえ、ヤコボビッツとフロイは、一時的にダイエットをしている状況では、夕食までも危険、事によると非常に危険になりかねないことを証明した。

生化学について理解した今、私たちは「食」にまつわる誤解をいくつか正すことができるだろう。たとえば、ヤコボビッツとフロイは、メタボリックシンドロームになっている肥満か過体重の女性、93人を被験者とする実験も行なっている。12週にわたって１日３食、ダイエット食（１日当たり１４００キロカロリー）を提供したが、夕食より朝食を多くすると、体重が大幅に減り（８・７キログラム減。逆に夕食を多くすると３・６キログラム減）、血中脂質とインスリン抵抗性の値も改善した。だがこれは、ダイエットがもたらす遊離脂肪酸のせいで、夕食が一時的に危険な食事になっていた可能性がある。

同様に、ローマのユウロ・ロンバルドと同僚が、過体重の中年女性36人に１日３食と間食２回からなるダイエット食（通常より１日あたり６００キロカロリー少ない）をとらせたところ、ロンバルドが論文のタイトルにしたように、「３カ月間のダイエットで脂肪を減らすには、朝食をとったほうがいい」ことがわかった。しかしこれも、一時的に夕食が危険な食事になっていた可能性がある。**減量していない普段の生活では、朝食を抜いたほうが彼女らの健康状態は良くなる**はずだ。

医師が集中治療室の乳児と健康な乳児を同様に扱ったり、低酸素状態の乳児とすべての乳児を同様に扱ったりすると命取りになりかねないのと同じく、ダイエット中の人を対象とする研究を、そのまま通常の生活に当てはめるべきではない。通常の生活では、往々にして体重は緩やかに増えるものだ。

2

朝食と血糖値の関係
——健康な人の場合

●朝食は健康な人にとっても高リスク

2型糖尿病、糖尿病予備軍、肥満症の人では、朝食後の血糖値はたしかに危険なレベルにまで上昇する。では、健康な人ではどうだろう。

この問いに答える前に、生物学の3つの知識をおさらいしよう。

①高血糖は危険である

②インスリンは血糖値を下げるホルモンである

③しかし、インスリンが効きにくくなる（すなわち、インスリン抵抗性が高くなる）場

合がある。そして、これから見ていくように、インスリン抵抗性は一般に朝、高くなる

では、健康な人を対象とする、朝食と血糖値に関する研究を見ていこう。

・1969年、ベルギーのルーヴァン大学のC・マルレブと同僚は、健康な被験者7人の血糖値とインスリン血中濃度を測定した。すると血糖値は、朝食後、昼食後、夕食後であまり変わらなかったが、インスリンの血中濃度は昼食後や夕食後より、朝食後のほうが高かった。つまり、**朝食後の血糖値を、昼食や夕食の後と同等に保つために、より多くのインスリンが必要とされた。**逆に言えば、朝にインスリン抵抗性が生じたということだ。これは、朝食が危険な食事であることを示している。

・1988年、シカゴ大学のケネス・ポロンスキーと同僚は、健康な被験者14人の血糖値とインスリン反応を、24時間にわたって計測した。被験者は1日3回食事をとった。朝食のカロリーは1日の総カロリーの20％、昼食と夕食はそれぞれ40％だったが、3食とも、食後の血糖値とインスリンの量はほぼ同じだった。つまり、**カロリー当たりで言えば、朝食後の糖の放出量とインスリンの分泌量は、昼食および夕食の2**

倍になる。したがって、朝食は健康な人にとっても危険だといえる。朝は健康な人でも、インスリン抵抗性は高くなっている。

・2007年、ドイツのウルム大学、糖尿病テクノロジー研究所のグイド・フレックマンとコーディリア・ハウグは、21人の若者の血糖値を調べた。朝食のカロリーは昼食や夕食より少なかったが、血糖値は朝食後が最も高かった。つまり、**被験者のインスリン抵抗性は朝のほうが高かった**のだ。

・2009年、上海糖尿病研究所のチアン・チョウと同僚が、同様の研究を行なった。**朝食のカロリーを昼食および夕食の半分にした場合も、食後の血糖値（ピーク時）はほぼ同じだった。**やはり朝食は危険な食事なのだ。

・同じく2009年、英国のニューカッスル・アポン・タイン大学のロイ・テイラーは、健康な被験者を2グループ（AとB）に分け、Aには朝食をとらせ、Bには朝食抜きで昼食をとらせた。朝食のカロリーは昼食より200キロカロリー少なかったが、**Aの朝食後とBの昼食後の血糖値とインスリンの値は似通っていた。**それは朝食時にインスリン抵抗性が高くなっていたからだ。朝食は危険な食事なのだ。

・さらに2009年、オックスフォード大学糖尿病センターのカルペと同僚が、やせた男性8人の血糖値を24時間にわたって調べた。朝食と昼食の炭水化物を同量にすると、食後の血糖値は同じだったが、**朝食後には、昼食後より50％多くインスリンが分泌されていた。**朝食時のインスリン抵抗性が昼食時より高いことを示している。

これらの研究がもたらした生化学的証拠ははっきりしている。健康な人にとっても朝食は危険なのだ。

●夕食のほうが危険だと主張する人々

だが、どれほど確かに思える主張にも、異議を唱える者はいる。以下は、逆の結論に至った研究である。

・先に述べたとおり、1988年、ケネス・ポロンスキーは、インスリン抵抗性は朝に最も高くなることを確認したが、1992年に彼は「健康な被験者8人に、昼食抜きか、夜食をとるかを選択させたところ、血糖値とインスリンレベルは朝食後より夜食後のほうが高くなった」と発表した。言い換えれば、ポロンスキーの指示に従った被験者にとっては、**夜がインスリン抵抗性の高い時間帯になった。**つまり、夕食が危険な食事で、朝食は比較的安全な食事であったことになる。

・1999年、英国のサリー大学のリンダ・モーガンは、健康な男性9人を被験者とする研究を行なった。ポロンスキー同様、**被験者に昼食を抜かせたところ、やはり日中を通してインスリン感受性が下がり、結果的に朝食より夕食が危険な食事になった。**

・2012年、ミネソタ州ロチェスター、メイヨー医科大学のアーナンダ・バスと同僚は、20人の被験者の血糖値とインスリン反応を調査し、1日の食事の中で朝食が最も安全な食事だという結論に至った。**健康な被験者は、昼すぎより夕方のほうがインスリン感受性が低くなり、血糖値は朝から夕方に向かって上昇していった。**

これはどういうことだろう。いずれも先に述べた研究によく似ているが、至った結論はまったく逆だ。この謎を解く手がかりは、ポロンスキーの2つの論文にある。

1988年、ポロンスキーは朝食は危険な食事だと判断した。その際、彼は、健康な被験者が1日3回の食事をとったときの反応を観察しただけだった。しかし、1992年の実験では、「被験者に昼食を抜かせるか、夜食をとらせるか」して、朝食を比較的安全な食事だと判断した。**昼食を抜いた被験者は、実質的にダイエットしていたことになる。そしてダイエット中は遊離脂肪酸の血中濃度が上がるので、夕食が危険な食事になった**のだ。

それを裏づけたのがモーガンだった。彼女も被験者に昼食をとらせなかったので、被験者らはダイエットをしていたことになる。さらにありがたいことに、モーガンは遊離脂肪酸の値を記録しており、昼食を抜いた日に遊離脂肪酸値が著しく上昇し、結果的に夕食が危険な食事になったことを裏づけた。

また、ポロンスキーの実験で別の被験者は夜食をとった。よく知られることだが、**人は眠りを妨げられると、ストレスによる生化学物質（遊離脂肪酸など）が増加し、ひいては血糖値の上昇**につながる。

では、アーナンダ・バスの被験者（昼すぎより夕方のほうがインスリン感受性が低くなり、血糖値は朝から夕方に向かって上昇）を見てみよう。

彼らの昼食後の血糖値は平均で199・9mg／dlだ。夕食後は194・5mg／dl、朝食後は185・5mg／dlと同様に高い。任意に選んだ被験者の血糖値が198・0mg／dl以上だと、その人は糖尿病と見なされるので（詳しくは後述する）、バスの被験者は明らかに、研究期間中に糖尿病になったようだ。

バスの研究は3泊4日にわたって行なわれた。その間、被験者は病院に閉じ込められ、

6時間ベッドで寝たまま、静脈内点滴で化学物質を注入された。そのストレスはたいへん強かったはずで、こうした状況はインスリン抵抗性を高める。よく知られることだが、ブドウ糖負荷試験ではブドウ糖（グルコース）を摂取後、「横になったり入院患者のようにベッドに寝たきりにならず、普通でいる」ことが重要なのだ。

バスもそれを知っていたので、被験者に散歩の時間をとらせたが、血糖値が198・0mg／dlに達したことからすると、それでは足りなかったようだ。

したがって、結論を言えば、健康な人にとっても朝食が危険な食事であることが、単なる観察によって証明された。そして、夕食が危険な食事になったのは、研究手法のせいで被験者のストレスが高まり、遊離脂肪酸が増えた結果だった。すなわち、**朝食は常に危険な食事であり、夕食が危険になるのは減量しているときだけ**なのだ。

ここまで、多くの科学者の発見を解釈し直したが、それができたのは、研究者たちが不都合な結果を包み隠さず報告してくれていたからだ。科学における唯一の罪は不正であるが、朝食と健康というテーマについて罪を犯した人はいない。

ただパラダイム・シフトが起きただけだ。

3 なぜ科学者は実験結果を誤解するのか？

●科学を非科学にする6つのフィルター

以上のように、客観的な見直しにより、疫学的にも、生化学的にも、朝食の危険性が証明されたわけだが、本チャプターで問題とするのは「なぜ朝食が危険なのか？」ではない。「なぜ科学者は私たちを誤解させたのか？」である。

疫学者はかなりねじ曲がった因果関係を作り出したが、生化学者はさらにひどい。朝食が危険というほかの研究結果を知りながら、主にダイエットによって被験者の代謝をゆがめて遊離脂肪酸の血中濃度を押し上げ、夕食を一時的に危険な食事にした。そして、血糖値が上がった責任を夕食に押しつけ、朝食に罪はないとした。

しかし、当然ながら**科学者はわざと誤解させようとしたわけではない。彼ら自身が誤解していた**のだろう。判断を誤らせる理由は6つある。つまり、「伝統」「常識」「お金」「善行という意識」「製品の私物化」「集合行為」である。それらを順に見ていこう。

①伝統

医療界は朝食びいきの2つの標語に固執してきた（40ページ参照）。トーマス・クーンが著書『The Structure of Scientific Revolutions』（『科学革命の構造』みすず書房）で主張したように、科学者はパラダイムを変えたがらない。**古参は過ちを認めるのを嫌い、新参者は助成や昇進への影響、あるいは中傷を恐れて、古参に異を唱えるのをためらう。**そのため、有効期限が切れて久しいパラダイムに、科学は固執しやすいのだ。

マックス・プランクは1949年の著書『科学的な自伝と諸々のこと（Scientific Autobiography and Other Papers）』でこう記している。「科学界で新たに発見された真実が認められるのは、敵対者が説得されたからではない。（中略）敵対者が年老いて亡くなったからだ」（「科学は葬式のたびに進歩する」の警句として知られている）[2]。

また、スタンフォード大学医学部教授のジョン・イオアニディスは、2005年の論文『なぜ研究成果の大半は誤りなのか（Why Most Published Research Findings are False）』で、「現在の多くの科学分野にいえることだが、発表される研究結果は、しばしば既存のバイアスをそのまま反映しているようだ」と述べている。

②常識

エドワード・バーネイズは、アメリカ人に朝食を勧めるのは自分の義務だと感じた理由をビデオでこう説明した。「体は夜間にエネルギーを失い、日中はエネルギーを必要とする」。一見、理にかなっているように思える。

だが、生物学者ルイス・ウォルパートは、1994年の著書『科学の不自然な性質(The Unnatural Nature of Science)』で、なぜ科学がしばしば「常識」を疑うのか説明した。ただ常識に従っただけのバーネイズのコメントは、ばかげたものだった。

③お金

説明するまでもない。データを巧みに選択し、真実を語ろうとしない論文を、朝食産業は強力に支援している。

④善行という意識

1981年、ジャーナリストのアルバート・ショーが「貧しい家庭の子どもたちを朝食抜きで学校へ行かせるのは、ザルに水を注ぐようなものだ」と訴えて以来、朝食は善行と結びつけられてきた。政府は無料の学校給食も予算削減の対象にしかねないため、**社会正義を抑圧する人は「悪い人」であり、「善良な人」は不都合な科学的証拠を目の当たりにしても朝食を支持する**はずだ。

とりわけ、アメリカの子どもの約半数（黒人の子どもは9割）が一時的にせよ、食料配給券を受給するほど貧しくなっている現状では、なおさらである。

⑤製品の私物化

朝食用シリアルは、食べる人が多く、極めて人工的なので、栄養の専門家はそれを栄養素を補うのに好都合な食品と見なしている。そのため、さまざまなビタミン（チアミン、ナイアシン、リボフラビン、葉酸など）やミネラル（鉄、亜鉛、カルシウムなど）、そのほかの栄養素を、シリアルに補ったり、強化したりするのが当たり前になった（専門的には、「補う（enrich）」と「強化（fortify）」の意味は異なる）。

食品の栄養を強化することは、本来、悪いことではない（たとえば、食卓塩にヨウ素を添加して甲状腺腫を予防したり、飲料水にフッ素を添加して虫歯を防いだりしている）。

しかし、**朝食用シリアルのような不健康な加工食品を、化学物質を加えることで健康的な食品にする、という考え方は支持できない**。栄養の専門家が不健康な加工食品に栄養を添加し、それを自分たちの創造物のように感じていたとしても、私たちに推奨されるべきはバランスのとれた食事である。

⑥集合行為

１９６５年、経済学者マンサー・オルソンが『Logic of Collective Action』（『集合行為論――公共財と集団理論』ミネルヴァ書房）を著して以来、世論は公益によってではなく、特定の利益団体によって形成されていることが知られるようになった。朝食を提供する卸売業者や小売業者は、世論を動かすことで得られるものが多い。一方で、私たちはほかにも多くの問題を抱えているため、こうした業者の主張を丹念に調べる余裕がない。そのため、**資金力のある朝食業者のロビー活動だけが世間の興味を引く**ことになる。

このようなロビー活動を、政府がさらに後押しする。公費で活動する科学者が企業を監督・指導する側に立つのが理想だが、残念ながら政府は産業科学の間違ったパラダイムに肩入れしている。つまり、政府は産業界に異議を申し立てるのが務めであるはずなのに、多くの政府機関は、産業界を支持するのが自らの務めだと考えているのだ。

ニューヨーク大学の教授で栄養学の専門家であるマリオン・ネッスルが摘発した、アメリカ政府と企業の癒着はその一例である。彼女は１９８８年の『栄養と健康に関する公衆衛生局長官報告書（Surgeon General's Report on Nutrition and Health）』を編集するために採用された時のことをこう語っている。「初仕事の日に私は教えられました。研究結果が何を示唆していようと、報告書には、飽和脂肪酸の摂取を控えるために肉食を控えようと記載してはならず、ほかの食品についても、摂取を控えることは勧めてならない、と」。ハーバード大学の朝食の研究者たちが折々に気づかせてくれるように、**食品およびその有益性についての国のコメントは、今日もあまり信用できない。**なぜなら、政府は生産者に害を及ぼしたくないからだ。

一方で、信頼するに足る、朝食の危険性を指摘する声はずっと以前からあった。1973年に米国医師会と糖尿病学会、内分泌学界が出した反高血糖症の声明から、私が本書に引用した個々の研究者に至るまで、いつの時代も通説に異を唱える懐疑派はいる。

本書では、そうした懐疑派の声を紹介したが、通説を支持する声についても検証していく必要がある。なぜなら、朝食が危険だと主張するだけでは公正さに欠けるからだ。

過去の誤った結論の見直しをしないかぎり、数ある意見の渦に新たな意見を投じるだけで終わってしまう。しかし、過去の研究を再解釈し、新たなパラダイムへの統合が可能であることを示せれば、朝食の危険性を疑う者はいなくなるだろう。

他者の研究を解釈し直すことは、友だちを作る良い方法ではない。朝食を信奉する科学者とその雇い主が本書の間違い探しに躍起になることを、私は恐れている。間違いは避けがたいものだ。しかし、私たち科学者が、神話に逆らって、真実を検証する役目を担っている以上、[3] この困難な仕事を進める以外に道はない。

Chapter 6

朝食はいかにあなたを殺すか？

半世紀にわたって、権威が嘘をついてきたせいで、私たちは朝食に殺される!

1

なぜ糖は逃げ延び、脂肪は容疑者にされたのか？

●「脂肪」犯人説

現代の食の時代は１９５３年、食事に含まれる脂肪（脂質）がアテローム性動脈硬化症を促進するという重大な論文を、アンセル・キーズ（１９０４－２００４）が発表したことから始まった。

戦後のアメリカでは、心臓発作や脳卒中で亡くなる人が急増し、解決策が求められていた。そこで１９４８年、トルーマン大統領の後押しで、有名なフラミンガム心臓病研究がスタートした。それは、フラミンガムというマサチューセッツの小さな町の住民のライフスタイルを長期的に観察して、心臓発作と脳卒中の原因を明らかにしようとするものだ。

観察は3世代にわたって行なわれ、1200件の論文が発表されている。現在も継続中だ。

しかし、キーズはその結果が出るのを待たず、前述のとおり1953年に、アテローム性動脈硬化症のプラーク（※血管壁の瘤）はコレステロールの塊なので、この病気は脂肪の多い食物によって引き起こされるようだと主張した。

今から思えば運の悪いことに、キーズは人々が話を傾聴したくなるような人物だった。ミネソタ大学の教授であり、1942年に「Kレーション」（1パック当たりわずか790グラムで3200キロカロリーを含有する携帯食。戦場の兵士に支給された）を開発したことから、広く名前を知られていた。1944年には、有名な「ミネソタ飢餓実験」に着手し、戦争が生んだ何百万という飢えた人々のリハビリ方法について研究を進めた。

そんなキーズの発表した脂肪論は、理にもかなっていた。キーズは食事に含まれる重要な脂肪はコレステロールと中性脂肪の2つだと言い、アテローム性動脈硬化症の原因を、以下のモデルで説明しようとした。

①

食事に含まれるコレステロール

⇓

血中コレステロール

⇓

アテローム性動脈硬化症

②食事に含まれる(中性)脂肪 ⇓ 血中コレステロール ⇓ アテローム性動脈硬化症

①は納得できる。②はそうでもない。しかし、食事に含まれる中性脂肪が何かしらの作用を及ぼし、体内でコレステロールを余計に合成させる可能性は考えられた。

もっとも、1955年までには、キーズおよびほかの科学者たちは、コレステロールにたいした害はないことを確信していた。というのも、体内のコレステロールの大半は肝臓で合成されたものであり、私たちがコレステロールを含むものを多く食べると、肝臓はその合成を抑制するからだ。

この負のフィードバックはすべての動物に当てはまるわけではない。植物にはコレステロールがあまり含まれていないため、ウサギのような草食動物の体は、大量のコレステロールを扱うようにはできていない。そのため、実験で大量のコレステロールを与えられると、血中濃度が上がる。草食動物の肝臓はコレステロールの急増に対処できないのだ。

しかし、雑食性である人間の肝臓はウサギのものほど単純ではない。**大量のコレステロールを摂取しても、ダイレクトにコレステロール値が上がることはない。**

つまり、人間の場合は、

食べ物に含まれるコレステロール ≠ 血中コレステロール

なのである。

●死に追いやる真犯人

だがキーズは、食事に含まれる中性脂肪がコレステロールの合成を促進するという自説を引っ込めようとしなかった。その根拠としたのは、日本を含む6カ国の食事に含まれる脂肪分の割合を比較したグラフだった。そこからキーズは日本とアメリカのデータを抽出し、食事中の脂肪分の割合が、日本は7%なのに対して、アメリカは40%。一方、55～59歳で心臓病によって亡くなる人の割合は、日本が1000人当たり0・5人なのに対し、アメリカは7人弱であることから、脂肪の危険性を主張した。

けれども、残りの4カ国のデータはどこに消えてしまったのだろうか？　キーズが日本とアメリカのデータのみを採用したのは、ショッキングなことに（というよりほかに表現のしようがない）、**自分の思いどおりの結果を出したかった**からなのだ。

1957年にジョン・ユドキンという英国の生理学者が調査対象を拡大し、入手可能な22カ国のデータを網羅したところ、結果は次のようなものだった。

国際的な統計で得られるすべての情報を照らし合わせると、脂肪の摂取量と冠動脈疾患による死亡率には、そこそこの関連性は見られるが、強い相関はないことがわかった。（中略）それよりも、多くの国において、糖の摂取量のほうが冠動脈疾患の死亡率に深くかかわっていることが明らかになった。さらには、英国における冠動脈疾患による死亡者数と最も強い相関が見られたのは、ラジオおよびテレビの普及率だった。

この最後の、茶目っ気のある観察結果には、きちんとした裏づけがある。最近、デンマーク大学とハーバード大学の共同研究グループが、公表されているすべてのデータから、テレビを観て過ごす時間が1日あたり2時間増えるごとに、以下のリスクが以下の割合で高まることを明らかにした。

・2型糖尿病 20％
・心血管疾患 15％
・死因にかかわりなく、死亡率 13％

不健康な人ほど好んでテレビを観るという可能性も否定できないが、因果関係はおそらく以下のようになるだろう。

テレビを観る ⇓ **運動をしないか、おやつを食べ過ぎるか、その両方** ⇓ **不健康になる**

ユドキンは糖を攻撃し、脂質を擁護しているが(「肉、チーズ、牛乳のような栄養豊富な食物」と記している)、それは彼に限ったことではない。カリフォルニア大学バークリー校のジェイコブ・イェルシャルミとニューヨーク州保健部長のハーマン・ヒルボーもユドキンと同意見であり、彼らもまた、キーズはデータを選択していたと述べている。

一方、ニューヨーク、ロックフェラー大学のピート・アレンスとエール大学のマーガレット・アルブリンクは、**コレステロール値よりも中性脂肪値のほうが心疾患と強い相関関係にあることを発見し、さらに、食事に含まれる炭水化物が中性脂肪値を上げる**ことを確認した。

つまり、彼らのモデルは以下のとおりだ。

食事に含まれる炭水化物 ⇓ **肝臓で中性脂肪に変換されて血中へ** ⇓ **心疾患をもたらす**

また、1960年代にヴァンダービルト大学のジョージ・マンは、マサイ族は量は少ないものの、脂肪の多い肉やミルクをとっているが、心血管疾患にかかる人がほとんどおらず、血中コレステロール値も驚くほど低いことを発見した。そこで彼のモデルはこうなる。

食事に含まれる脂肪
⇓
問題なし

こうした批判に対して、キーズは筋の通った説明をするどころか、真っ向からそれらを罵倒し、『アテローム性動脈硬化症』という医療雑誌に、糖原因説は「まったくのナンセンス」だと書いた。その一方で、有名な「7カ国比較研究」に取りかかり、イタリア、ギリシャ、ユーゴスラビア、フィンランド、オランダ、日本、アメリカの国民の食生活を自ら調査した。そして1970年、その研究結果として、冠動脈疾患による死亡は総脂質量ではなく、飽和脂肪酸（動物性脂肪）との関連が強いと結論づけた。

キーズの同僚の一人であるアレッサンドロ・メノッティはこの研究を引き継ぎ、その後25年にわたって研究を続けた。その結果、「甘いもの」（ケーキや菓子など砂糖を多く含む食品）のほうが「動物性食品」（バター、肉、卵、マーガリン、ラード、ミルク、チーズ）よりも冠動脈疾患による死亡率と深い関係にあることを見いだした。

つまり、キーズ自身の研究さえ、**人々を死に追いやるのは、脂肪ではなく炭水化物**であることを示唆していたのだ。

キーズは欺いていた。彼の背任行為を赤裸々に暴露したのは、ジャーナリストのニナ・テイコルズによる最近の著書『巨大な脂肪の驚き（The Big Fat Surprise)』である。この著書で、彼女もまた、60年代に行なわれた一連の疫学研究が、脂肪原因説を裏づけられなかったことを記している。また、前出のユドキンは1972年に『White and Deadly: which refers of course to sugar』（『純白、この恐ろしきもの——砂糖の問題点』評論社）という素晴らしい本を出版した（もちろん、砂糖の害を述べた本だ）。

それでもキーズは議論に勝った。だが、それは毒舌に長けていたからでも、彼の科学が正しかったからでもなく、時代の科学の潮流にうまく乗ったからだった。カリフォルニア大学サンフランシスコ校のロバート・ラスティグは、2013年に自ら、砂糖を批判する本、『脂肪のチャンス——砂糖、加工食品、肥満、病気に打ち勝つ（Fat Chance: Beating the Odds against Sugar, Processed Food, Obesity and Disease)』を刊行したが、それに先立って、ユドキンの『純白、この恐ろしきもの——砂糖の問題点』2012年版の序文を書いている。以下はその抜粋だ。

1970年代になされた3つの科学的発見がユドキンの主張を退け、彼の運命を決

めた。まず、マイケル・ブラウンとジョゼフ・ゴールドスタインが遺伝病の家族性高コレステロール血症（18歳くらいの若年期から心筋梗塞や狭心症になる）を研究して、低密度リポタンパク質（ＬＤＬ）とＬＤＬ受容体を発見し（これによって2人はノーベル賞を受賞）、ＬＤＬが心疾患の有害因子だという仮説を導いた。2つめは、複数の実験により、食品に含まれる脂肪がＬＤＬ値を引き上げることがわかった。3つめは、大規模な疫学研究によって、ＬＤＬ値と心疾患の相関関係が示されたことだ。これで一件落着、犯人は脂肪だ。（中略）

ところが（中略）ＬＤＬは1種類ではない。大粒子と小粒子の2種類がある。大粒子ＬＤＬは食品中の脂肪によって生じるが、心疾患に関しては、特に問題を起こすわけではない。一方、小粒子ＬＤＬは食品中の炭水化物によって生じ、たちまち酸化して、動脈硬化性プラークの形成を促進する。

つまり、大粒子ＬＤＬ（飽和脂肪酸によって増える）は心疾患とは無関係で、私たちの命を奪うのは、メタボリックシンドロームを導く小粒子ＬＤＬだというのである（詳しくは、後に述べる）。

●政府という名の共犯者

今から思えば残念なことに、キーズの誤りは政府の後押しを得た。

1977年、米国上院の栄養および人間ニーズに関する特別委員会は「アメリカ人のための食生活指針」を発表した。これは食について連邦政府が初めて出した公式の勧告で、同委員会の議長を務めた上院議員ジョージ・マクガバンは「政府を代表する者として我々には（中略）消費者に実用的なガイドを提供するとともに、国のために食事目標を設定する義務がある」と述べた。委員会が定めた目標は以下のとおりだ。

①摂取カロリーの55～60%を炭水化物からとる
②脂肪を摂取カロリーのおよそ30～40%に減らす
③飽和脂肪酸を摂取カロリーのおよそ10%に減らす
④コレステロールの摂取を1日300ミリグラムまでとする(1)

そして1983年に、英国政府もこれに倣って同様の食生活指針を出した。
だが、当時からすでに、脂肪原因説はかなり疑問視されていて、1977年には米国医師会が食事目標についてこう述べている。「食事に関してこのような普遍的目標を設定することが有益だとする論拠は決め手を欠き、むしろ有害な影響をもたらす恐れがある」

さらに、最近の研究で明らかになったことだが、英米の政府が低脂肪・高炭水化物の食生活指針を導入した当時、最も信頼できる証拠は、低脂肪の食事が健康に良いという考えを支持して**い・な・か・っ**た。つまり、低脂肪の食事が健康に良いという考えは、アンセル・キーズの主張のほかには根拠のない、不確かな推論だったのだ。

科学的根拠が欠けるにもかかわらず、上院委員会はそれを認めなかった。そのうえ、カナダの保健福祉省大臣であるマルク・ラロンドの「バターや卵の摂取量を厳密に制限すべきかどうかというような単純な問題についてさえ、科学的な議論は尽きない。（中略）（ゆえに）保健教育者と健康を推進する立場の人々は得てして傍観しがちだ。（中略）だが、カナダの健康問題の多くが差し迫ったものである以上、科学的証拠が揃っていなくても、行動をとらなければならない」という言葉を持ち出し、自らの勧告を善しとした。

もちろん科学とは、すべからく暫定的なものだが、激しい議論が交わされている最中に公式通達を出すのは科学の本質に反する。それは**研究による裏づけのない結果を都合良く選び出すことであり、100%誤った結論に至ることさえある**のだ。そして、この事例はまさにそうだった。

2
良心ある研究者たちの地道な捜査

●積み上げられた証拠

キーズの誤りから人類を救ったのは、ニューヨークの心臓専門医で、自身も糖尿病を抱えていたロバート・アトキンス（1930－2003）だ。

アトキンスは『米国医師会雑誌（JAMA）』に掲載された、低炭水化物ダイエットを推奨する論文を読んで自ら試してみたところ、効果があったので、1972年『ドクターアトキンスのダイエット革命（Dr. Atkins' Diet Revolution）』を刊行した。同書は、肉、卵、クリーム、ミルクをとることを勧めるもので、革命的なダイエット方法だった。[2] 体重を減らす効果は従来の低脂肪ダイエットに勝り、健康にも良さそうだった。

こうしてアトキンスは反乱に着手した。以来、**食品中の脂肪ではなく、炭水化物が私たちを殺す**という証拠が続々と見つかった。最近の一連の発見を紹介しよう。

・スペインでは、55〜88歳の被験者7447人を対象とする有名な「PREDIMED研究（地中海食による疾患予防研究）」が行なわれた。その4・8年に及ぶ観察期間に、被験者が経験した心血管イベント（心筋梗塞、脳卒中、心血管系死亡）は延べ288回だった。この研究により、従来の低脂肪（すなわち高炭水化物）の食事に比べて高脂肪の地中海食は、心血管イベントの発生率を約30％下げることがわかった。

・ポルトガルとアメリカの共同研究で、17グループによる総計1141人の肥満患者についての調査結果を見直したところ、低炭水化物（すなわち高脂肪）の食事によって、「体重」「BMI」「胴囲」「血圧」「血糖値」「インスリン値」「HbA1c値」「中性脂肪値」「HDL値（※善玉コレステロール値）」「炎症マーカー」の数値が劇的に改善したことが明らかになった。

・ドイツのグループが40人の2型糖尿病患者に低炭水化物の食事をさせたところ、HbA1c値が劇的に下がった。[3]

・アメリカのグループがメタボリックシンドロームの患者に高脂肪・低炭水化物ダイエットを行なわせたところ、患者に以下の効果が現れた。
「インスリン値が半減し、インスリン感受性が１・５倍になった」
「血糖と体重が劇的に下がり、健康な範囲に近づいた」
「中性脂肪値が半減した」
「ＨＤＬ値が１・５倍に増えた」
「低脂肪ダイエットより高脂肪ダイエットのほうが、炎症マーカーが低かった」
・ある国際的な研究により、メタボリックシンドロームの患者は、摂取カロリーを減らさなくても、低炭水化物食にするだけで、良い効果を得られることがわかった。
・２００７年、有名なスタンフォード大学の研究『ＡからＺまでの減量方法調査（the A TO Z weight loss study）』では、総カロリーに占める炭水化物の割合が異なる４つのダイエット法、「アトキンス（総カロリーの35％）」「ゾーン（同46％）」「ＬＥＡＲＮ（同47％）」「オーニッシュ（同52％）」の結果を比較した。[4] すると、食事中の炭水化物が少ないほど、「体重」「血圧」「血糖値」「インスリン値」「中性脂肪値」が下がることがわかった。HDLコレステロール値とLDLコレステロール値（※悪玉コレステロール値）は上がったが、増えたのは比較的安全な大粒子LDLだけだった。

・さらに、疫学の調査も炭水化物の危険性を裏づけた。ハーバード大学のエミリー・フーのグループは、世界各国のデータから「1日に1杯の白米を食べると糖尿病のリスクが11％上がる」ことを発見した。そのため、日本では肥満の割合が3％と、アメリカの10分の1で、摂取カロリーもアメリカ人より200キロカロリー少なく、体もよく動かす（日本人はアメリカ人より公共の交通機関を利用することが多いため、より多く歩く）にもかかわらず、2型糖尿病の発症率は7・3％と、不相応に高い。これは、コメを食べる割合の高さに起因しているようだ。

それでも非を認めない

最近の研究結果に反して、公式のアドバイスは相変わらず炭水化物びいきで、脂肪を敵視する。以下は、現在の国民保健サービスが健康な人に推奨する食事だ。

デンプン質の食物を基本とする。デンプン質の食物のカロリーが、全体の約3分の

1になるようにすること。デンプン質の食物にはジャガイモ、シリアル、パスタ、コメ、パンなどが含まれる。(中略)私たちの大半はデンプン質の食物をより多くとらなければならない。メインの食事では、最低でも1種類のデンプン質の食物をとるよう心掛けよう。デンプン質の食物は肥満のもとと考える人もいるが、グラム当たりでみると、炭水化物のカロリーは脂肪の半分以下である。

これは国民保健サービスをかたった偽のウェブページではない。国民保健サービスの別のページでは「ジャガイモ、パン、シリアル、コメ、パスタのようなデンプン質の食物の摂取カロリーを全体の約3分の1にすること」を推奨している。

健康なアメリカ人はさらに多くの炭水化物をとるよう促される。米国農務省と保健福祉省が作成した2010－15年版「アメリカ人のための食生活指針」では、1歳以上のすべてのアメリカ人に対して、食物の45～65%を炭水化物でとるように推奨している(2015－20年版の食生活指針については後述)。

健康な人が炭水化物をとるべきなら、2型糖尿病の人は何をとるべきだろう? 同じく炭水化物だと言うのだ。かつて2型糖尿病患者は糖と炭水化物を避けて、糖尿病患者用の(いわゆる糖質の低い)特別食を食べるよう勧められていたが、現在、そのアドバイスは訂正された。

同様に、英国糖尿病学会も次のように述べる。

> 糖尿病食は1960年代に流行し、当時、糖尿病の管理は、糖質制限食を中心とした。しかし、1980年代以降、糖質制限食は推奨されなくなった。（中略）だが、真実を言えば、糖尿病の人は糖をとるべきではないという社会通念は、今も根深く残っている。糖尿病の人も糖を摂取できるのだ。（中略）この食生活指針は糖尿病食を利用しないことを勧める。

さらに米国糖尿病学会はこう述べる。

> ・神話＝糖尿病の人は特別食をとらなければならない。
> ・真実＝糖尿病の人も、ほかの人と同様に、良質で健康的な食事の恩恵を受けられる。ただ、脂肪は制限する必要がある。

つまり、今では糖尿病の人も健康な人と同じように、炭水化物を含む食事をとるよう勧められているのだ。英国糖尿病学会の「2型糖尿病患者に推奨される食べ方」にはこうある。

パン、パスタ、チャパティ、ジャガイモ、サツマイモ、麺類、コメ、シリアルなど、**炭水化物を含むデンプン質の食物を毎食とる**こと。糖の摂取が糖尿病の原因ではないので、糖質を制限する必要はない。（中略）朝食用シリアルはどんなものでもよい。ポリッジとふすまのシリアル、あるいは果物と繊維質の多い食品といったものも朝食になる。低脂肪乳か無脂肪乳を加えてもよく、（中略）フルーツ・ジュースは「1日5種類の野菜や果物」の一つとしてカウントできる。（中略）パン、トースト、マフィン、クランペットをシリアルの代わりにしてもよい。いつものジャムやマーマレード（中略）もOKだ。（太字は原典のとおり）

米国糖尿病学会も同様に、2型糖尿病患者は1回の食事で45～60グラムの炭水化物（つまり摂取カロリーの約3分の1）をとるべきだとしている。言うまでもないことだが、この炭水化物重視は、ほかのカロリー豊富な食品、すなわち脂肪の摂取を減らすべきだという信念に触発されている。

英国糖尿病学会は「脂肪の摂取、特に飽和脂肪酸を減らすこと。低脂肪の食事は健康に有益であり、最もカロリーの高い脂肪の摂取を減らせば減量にも役立つ」とアドバイスする。そして、ここまで見てきたように、米国糖尿病学会も（脂肪の摂取量に上限を設けて）同様の助言をしている。

これら炭水化物びいきの助言は、確実に間違っている。健康な人でさえ糖はとらないほうがいいのだから、耐糖能障害の一種である2型糖尿病の人は、明らかに炭水化物を避けるべきだ。

炭水化物を摂取すると、血糖値が上がる。正常な範囲内であっても、血糖値の上昇は安全ではない。実際、英国のノーフォーク州の中年男性を対象にした研究では、心血管疾患による死を予測する最善の因子はコレステロール値でも、体重でも、血圧でもなく、血糖値、すなわちＨｂＡ１ｃであることがわかっている。さらに、正常範囲内であっても、血糖値と心血管疾患死との間に相関が見られた（つまり、正常範囲であっても、高めの血糖値は危険ということだ）。どうやら血中を流れるグルコースはすべて危険であるらしい。

キーズ以前の専門家はもっと理性的だった。当時の最も偉大な内科医、ウィリアム・オスラー卿（１８４９－１９１９）は、カナダのマクギル大学を卒業し、ジョンズ・ホプキンス病院に勤め、オックスフォード大学の欽定教授を務めた。彼が『内科学の原理と実践(Principles and Practice of Medicine)』を世に送り出したのは１８９２年のことである。この本がそれから40年もの長きにわたって、優れた教科書として読み継がれてきたのは、社会通念や慣習ではなく、科学的な観察に基づいた治療法を推薦しているからだ。

オスラーのアプローチは当時としては異色で、推奨する治療法は比較的少なかったが、強く推奨したものの一つは、糖尿病患者の食事では、炭水化物は5%を超えてはならないというものだった。

最新の「公的な食事アドバイス」

時として私は、公的機関の方針を残念に思うことがある。というのも、それらはいまだに、炭水化物を良しとして、脂肪を嫌う物語に固執しているからだ。しかし、それらも、最新の科学を無視することはできない。「アメリカ人のための食生活指針」の2015－20年版は、2010－15年版の主張（健康的な食事はデンプン質の食品とそのほかの野菜を含む）を大幅に変えることはしなかったが、糖と精製炭水化物には問題があることを認めた。

とはいえ「添加糖の摂取は1日の摂取カロリーの10%を超えないように」と言うのなら、なぜゼロにしないのか、と問う必要がある。「穀類の少なくとも半分は未精白のものに」とアドバイスするなら、すべての穀類に疑いの目を向けるべきだろう。

そして相変わらず、無脂肪の乳製品（脂肪の代わりに糖が補われる）やフルーツ・ジュース（食物繊維を含むが、それにも増して糖を含む）、トランス脂肪酸の制限（制限ではなくゼロにすべきだ）を勧めるのであれば、2015－20年版の食生活指針は多くの点でまったく無益である。

２０１６年1月18日付の『ニューヨーク・タイムズ』紙の記事を読んでも、そのことがよくわかる。記事によれば、２０１５－20年版食生活指針の初期の草案は、レッドミート（赤肉）および加工肉が腸そのほかのがんのリスクを高めることに言及していたが、全米肉牛生産者協会のロビー活動により、最終案でその一節は削除されたという。さらに同指針は、飽和脂肪酸（つまり動物性脂肪）の摂取は1日の摂取カロリーの10％未満に抑えるべきとしているが、心疾患の観点から言えば、動物性脂肪は特に危険ではないことを思い出すべきだ。それでも飽和脂肪酸を何かに置き換えたいのであれば、それは炭水化物ではなく、植物性の不飽和脂肪酸にすべきだ。

悪名高い炭水化物は、**摂取しなくても心配はいらない。**栄養学者のサラ・シェンカーが２０１６年3月19日の『タイムズ』紙で語ったように、私たちは糖や炭水化物をとらなくても「禁断症状になるわけではありません。頭が痛くなったり、汗が噴き出したりするわけではなく、糖は自然に体内で生成されるのです。（中略）つまり、有害な影響は皆無」なのだ。

また、これも妙な話だが、アメリカ政府の食生活指針諮問委員会（ＤＧＡＣ）は、２０１５年になってようやく、長く批判してきた卵やエビ、ロブスターなどの高コレステロール食品を、摂取しても安全だとした。

科学界（および一般市民）が数十年も前に知っていたことでありながら、DGACがそれを認めるまでにずいぶん年月がかかったのは「無実」の証明が難しいからだが、無実を証明しなくとも、もともとのコレステロールについての主張に科学的根拠がなかったことを早々に認めていたら、よほど国民のためになったはずだ。

　現在、炭水化物と脂肪に関する食生活指針の助言の正当性があまりに不確かなので、2015年に議会は「食生活指針の科学的公正性」が疑わしいことを公言し、食生活指針作成の「全プロセス」の見直しを、100万ドルかけて全米医学アカデミーに委託した。

●すべての黒幕はインスリン

　炭水化物の中でも特に危険なのは「糖」のようだ。アメリカの「ナース・ヘルス・スタディ」の調査結果によると、**「砂糖で甘くした飲料の摂取が多いほど、体重は増えやすく、2型糖尿病のリスクは（倍近く）高まる」**という。

　一方、ヨーロッパで行なわれた同様の研究からも、**市販されている加糖飲料を毎日1缶飲むと、2型糖尿病を発症するリスクが18%上がる**ことがわかった。またロバート・ラスティグは、食事のカロリーが150キロカロリー増えると、糖尿病の有病率が0・1%上がるのに対し、炭酸飲料を毎日1缶飲むと（同じく150キロカロリーだが、糖という形で摂取する）、糖尿病の有病率が1・1%上がることを発見した。この数値は深刻である。

そして、これまでも糖と炭水化物の危険性は何度となく語られてきたが、大半の証拠が示すのは、その黒幕、すなわち**インスリンこそが欧米社会の大量殺人者**だということだ。特に有力な容疑者は「インスリン抵抗性」である。そして、朝食が危険である主な理由はインスリンにあり、また、「脂肪か炭水化物か」「朝食を抜くべきかとるべきか」という2つの議論は互いに絡み合っている。

次章では、欧米の朝食で、炭水化物の割合が増えていることについて述べよう。

キューバ人はなぜ「糖」をとっても健康なのか?

人々はキューバを例に挙げて、糖の危険性を疑問視してきた。ロンドン大学キングス・カレッジのティム・スペクターは、2015年に出版した良著『The Diet Myth』（『ダイエットの科学――「これを食べれば健康になる」のウソを暴く』白揚社）でこう述べている。「キューバ人は平均でアメリカ人の倍の糖をとり、アメリカ人より貧しいが、はるかに健康的だ」

だが、カリフォルニア大学、ロンドン大学、ケンブリッジ大学、コペンハーゲン大学の研究者が行なった、173カ国を対象とする糖摂取についての研究では、ブラジル、ジャマイカ、ドミニカ、コスタリカ、キューバ、メキシコ、トリニダード島、トバゴ島など**砂糖の生産量が多い地域では、糖尿病の罹患率が高い**との結論が出された。

興味深いことに、最近のキューバは以前より健康になった。理由は砂糖ではなく、新たな貧困だ。1991年、ソビエト連邦が崩壊し、キューバは最大の貿易相手国を失った。その影響で1989年以降、キューバ人の1日の摂取カロリーは、2899キロカロリーから1868キロカロリーにまで落ち込んだ。加えて、原油の輸入が途絶えたせいで、人々は車をやめて、徒歩や自転車で移動せざるを得なくなり、成人の身体活動の割合が30%から67%へと上昇した。その結果、以下の病気の死亡率が低下した。

- **糖尿病 51%低下**
- **冠状動脈性心疾患 35%低下**
- **脳卒中 20%低下**

一方、**肥満の割合は14%から7%に下がり、BMIの平均値は1・5下がった。**教訓は明らかだ。糖の摂取が多いにもかかわらずキューバ人が健康なのは、そのほかすべての摂取がほどほどで、なおかつ運動せざるを得ないからだ。

しかし、現在、キューバ人は急速に不健康になりつつある。キューバの医療雑誌『MEDICC Review』に掲載された一連の論文によると、キューバ人が肉とファストフード中心の不健康な食事に戻るにつれて、心疾患、がん、脳血管性疾患で亡くなる人の割合が、現在の60％からさらに上昇しつつあるそうだ。

「キューバ人は生まれる時は貧乏だが、死ぬ時は金持ちのように死ぬ」（キューバでは最高の医療が無料で提供されるため）とよく言われるが、実際、彼らは、欧米人の主な疾患である心臓発作や脳卒中、がんで亡くなっている。

Chapter 7

●

重大な裏切り者「インスリン」

インスリンは必要不可欠なホルモンで、それがなければ私たちは死ぬ。だが多過ぎると、私たちを攻撃し、死に至らしめる。残念ながら、朝食はインスリン過多を招く根源なのだ。

1

炭水化物化が進む現代の朝食

●デザートと化した朝食

今や朝食は炭水化物の塊と化した。脂肪を悪魔と公に認定した数十年の間に、私たちの朝食は炭水化物だらけになり、インスリンの大量分泌を招く兵器に変わった。

ノースカロライナ大学チャペルヒル校栄養学部はある研究で、1965年から91年までのアメリカの朝食の変化を記録してきた（図7－1）。対象は18歳以上の成人だ。25年以上にわたる変化の傾向は明らかだ。動物性タンパク質に富む食品（ベーコン、卵）は、計30・1グラムから13・4グラムへと半分以下になり、脂肪に富む食品（全乳、バター、マーガリン）も同様に減少した。

図7-1　アメリカの成人が朝食でとる食品別摂取量(単位: g)

食品	1965年	1991年
全乳	105.8	44.1
低脂肪乳	6.9	73.0
卵	26.0	12.3
ベーコン	4.1	1.1
パン	30.7	22.0
インスタントシリアル	7.0	14.4
果物	48.9	59.4
果汁飲料	7.5	8.6
バター	3.1	0.7
マーガリン	2.4	1.9

出典:P. Haines et al.(1996),'Trends in breakfast consumption of US adults between 1965-1991', J Am Diet Assoc 96:464-70. この調査では、1965年に6,274人、1989年/1991年には10,812人(また1977年/1978年には18,033人)に朝食の内容を尋ねた。

一方、インスタントシリアルは倍増した。果物と果汁もやはり増えた。砂糖については まだ報告されていないが、インスタントシリアルの消費が倍増したのであれば、砂糖の消費も増え、炭水化物量や血糖への影響に関して、パンの減少分を補ったはずだ。朝食の炭水化物が進んだのだ。

同様の研究が、18歳未満の青少年に対しても行なわれた。次ページの図7－2では、長期的な大きな変化をはっきりと見てとることができる。

18歳未満に見られる25年間の傾向は、18歳以上の傾向と似ている。動物性タンパク質に富む食品（ベーコン、卵）は計24グラムから12・5グラムに減り、脂肪に富む食品（高脂肪乳、バター、マーガリン、チーズ）の合計も同様に半減した。

図7-2　アメリカの青少年が朝食でとる食品別摂取量（単位：g）

食品	1965年	1991年
高脂肪乳	181.6	79.5
低脂肪乳	9.1	99.4
卵	20.8	11.5
ベーコン	3.2	0.96
パン	29.8	22.1
パスタ／コメ／調理済み穀類	22.0	21.5
インスタントシリアル	10.3	19.5
果物	48.0	55.0
果汁飲料	7.5	15.5
バター	2.8	0.4
マーガリン	2.5	1.6
チーズ	0.7	1.8

出典：A.M. Siega-Riz et al.(1998), 'Trends in breakfast consumption for children in the United States from 1965-1991', Am J Clin Nutr 67 (suppl): 748S-56S. この調査では、1965年に7,513人、1989年/1991年には4,289人（また1977年/1978年には12,561人）に、朝食の内容を尋ねた。

一方、インスタントシリアルと果汁飲料はほぼ倍になった。砂糖の消費については報告されていないが（この研究はケロッグ社の支援を受けている）、インスタントシリアルの消費が（果汁飲料とともに）倍増したのであれば、砂糖の消費も増加し、パンの消費減少分の炭水化物および糖を、成人の場合と同じように補ったはずだ。

朝食が炭水化物過剰になっていることは、１９９７年に行なわれた、多数の疫学研究の包括的調査によってすでに確認されている。当時は、脂肪は有害で炭水化物は無害だと考えられていたので、「朝食では（中略）脂肪の摂取量が減少し、炭水化物の摂取量が増えた」と、皮肉にも、こうした朝食の変化を賞賛する報告がなされている。

だが、現在私たちはキーズ以前の時代、すなわちユドキンの言う「肉、チーズ、牛乳などの良質な栄養に富む食品」をとっていた頃のパラダイムに戻っているので、これらのデータから別の解釈をする。

つまり、朝食は「炭水化物から脂肪へ」「朝食をとることから抜くことへ」の2つのパラダイムシフトにかかわっていて、私たちは朝食をとることの危険性もさることながら、食事内容も危機的状況にあることに気づきつつある。

アメリカ人のある友人が最近私にこう言った。「現代のアメリカの朝食はワッフルにシリアルにトーストにジャム、といった具合で、まるでデザートだ」と。朝食が二重に危険であることを理解するには、朝、食べることの危険性だけでなく、炭水化物の危険性についても理解する必要があるのだ。

この2つの危険性は共通のメカニズム、すなわちインスリンによって結びついている。

2

朝食の危険性とインスリンの深い関係

●古代から存在していた尿がたくさん出る病

1973年に進化生物学者のテオドシウス・ドブジャンスキーが述べた「生物学は進化という観点から見なければ、何一つ意味をなさない」という言葉はよく知られる。同じように、朝食（およびその危険性）も、インスリンという観点から見なければ、何一つ意味をなさない。つまり、**なぜ朝食が危険かを理解するには、インスリンについて学ぶ必要があるのだ**。その入り口とするのに最もふさわしいのは糖尿病である。

糖尿病は古くからある病気だ。2世紀にカッパドキアのアレタイオスは、その症状を記録した。現代の医師も看護師も患者も、それを読めば、まさにそのとおりと、納得するはずだ。曰く、**「糖尿病は（中略）肉体と四肢が尿に溶けていく病気だ。あたかも水道の蛇口から水が流れでるかのように患者は尿を出し続ける。彼らの人生は短く、不快で苦痛に満ちている。患者は喉の渇きを抑えることができず、過剰に水を飲み、短期間で亡くなる」**

アレタイオスは続けて「この病気（diabetes）は、〝サイフォン（※吸い上げ管）〟を意味するギリシャ語からその名を得た。なぜなら、多尿を特徴とするからだ」と記している。なお「多尿（diuresis）」は、ギリシャ語の「通過」と「尿」から生まれた言葉だ。

しかしローマ帝国が滅亡し、ヨーロッパが中世の暗黒時代を迎えると、学者は育たなくなった。アレタイオスによる糖尿病の描写を超える進歩は17世紀まで起きなかった。その進歩を刻んだのは、オックスフォード大学の医師トマス・ウィリス（1621－75）である。ウィリスは、糖尿病を尿崩症《にょうほうしょう》と糖尿病という2つの主要なカテゴリーに分類した[1]。

尿崩症は、本書のテーマとは無関係だ。アレタイオスの時代には、尿が過剰に出る病気はすべて「糖尿病」と呼ばれ、尿崩症（多尿を症状とする）もそれに含まれていたが、それは私たちを悩ませている糖尿病とは根本的に異なる病気だ。明らかな違いは、糖尿病患者の尿は甘いが、尿崩症患者の尿は甘くない。糖尿病の尿が甘いのはグルコース（ブドウ糖）を含むからで、糖尿病（diabetes mellitus）のmellitusは、ギリシャ語の「はちみつ（melli）」に由来する。

一方、尿崩症（diabetes insipidus）のinsipidは、「無味」という意味だ。昔は、医師が尿を味見して、この2つの病気を識別した。その仕事を主に任されたのは、若手の医師だった。尿崩症は、抗利尿ホルモンシステムがうまく働かないことが原因で、糖尿病とは何の関係もない。ただ、原因は違っても、どちらも多尿になる。

●人類初のインスリンの投与

糖尿病の理解における次の大きな進歩は1889年にもたらされた。膵臓は、胃の裏側にある臓器だ。1889年にフランスのストラスブールの外科医、オスカル・ミンコフスキーとヨーゼフ・フォン・メーリンクが、膵臓の機能を調べるために、イヌの膵臓を摘出した。すると、さまざまな問題に加えて、激しいのどの渇きと、多尿や体重減少という糖尿病特有の症状が現れた。したがって、糖尿病は膵臓に原因があると思われた。

では、膵臓のどのような働きが問題なのだろう？　ミンコフスキーとメーリンクの時代以前に、膵臓の働きについてわかっていたのは、現代の言葉で言えば、タンパク質と脂肪と炭水化物の消化を助ける酵素（※アミラーゼやリパーゼ）を作っていることだ。その酵素は膵管を通って腸内に運ばれ、そこで食物を分解する。

もっとも、ミンコフスキーとメーリンクに20年さかのぼる1869年、当時まだ学生だったドイツ人医師のパウル・ランゲルハンス（１８４７－88）が顕微鏡で膵臓を調べたところ、**膵臓のなかに島のような形で点在する小さな「島」、すなわち異なる細胞の塊を発見**した。膵臓のほかの細胞と違って、それらの島は膵管とつながっていなかった。

ランゲルハンスはこれらの島の機能を明かすには至らなかったが、１８９３年にフランス人科学者エドゥアール・ラゲスが、それらの島は抗糖尿病ホルモンを分泌しているのではないかと推理した。現在では**インスリンと呼ばれるホルモン**だ。インスリンという呼称は、ランゲルハンス島の「島（islet）」に由来する。ちなみに、脳の島皮質（insular cortex）も「島」に由来する。

次の重要な進歩は、１９２１年にカナダのトロント大学の若い外科医、フレデリック・バンティング（１８９１－１９４１）によってもたらされた。バンティング率いる小人数の研究グループがインスリンの分離方法を発見したのだ。

その実験は極めて優れていた。島が抗糖尿病ホルモン（インスリン）を分泌しているというラゲスの考えを試すには、膵臓の一片をすりつぶし、そのホモジネート（細胞を含む液）を糖尿病患者に注入してみるのが一番だった。しかし、膵臓はタンパク質を分解する消化酵素を大量に作っている。かたやインスリンはタンパク質のため、ホモジネートをつくる過程で破壊されてしまうことが予想された。

そこでバンティングは、外分泌腺（※導管経由で唾液や消化液などを送り出す器官や組織）の管を結紮《けっさつ》（きつく縛って流れを遮断すること）すると外分泌腺が萎縮するという現象を利用することを思いつき、イヌの膵管を結紮した。数カ月後、膵腺房細胞（消化酵素を産出する細胞）が萎縮して、タンパク質消化酵素は産出されなくなったが、ランゲルハンス島は無傷のまま残った。この膵臓からホモジネートを作り、糖尿病犬に投与したところ、効果が確認された。

その後、抽出方法などが改良され、半年後の1922年1月11日、レナード・トンプソンという14歳の少年が、インスリンを含む膵臓抽出物を注入される最初の患者となった。トンプソンはトロント総合病院で1型糖尿病と診断されていて、じきに死を迎える運命にあった。しかし、2月20日に彼は退院した。死から蘇ったラザロ（※イエスの友人）のようなトンプソンの回復ぶりは、西洋医学の劇的な勝利の一幕となった。

1年後の1923年、バンティングは、学部長のジョン・マクラウドとともにノーベル賞を受賞した。アルフレッド・ノーベルの指示どおり、当時は速やかに授賞がなされたのである。

●糖尿病の2つのタイプ

ここで糖尿病の定義をはっきりさせておこう。米国糖尿病学会は**「糖尿病は代謝疾患の一種で、インスリンの分泌や作用、あるいはその両方の欠陥から生じる高血糖症を特徴と**

する」としている。糖尿病には、比較的稀な1型と、患者数の多い2型の2つのタイプがある。糖尿病を患っている人のうち、5〜10％が1型だ。いずれも高血糖を特徴とし、視力や肝臓、毛細血管の損傷という合併症を共有する。

3〜4世紀に伝説的な人物スシュルタによって書かれたインドの医学書『スシュルタ・サンヒター』にはすでに、糖尿病には2つのタイプがあることが記されている。「尿が甘く（中略）この疾病は2つの原因、つまり先天的な原因と、思慮のない食事に起因する。（中略）前者はやつれをもたらし、後者は肥満および寝台や布団の上でのらくら過ごす傾向をもたらす」

しかし、スシュルタの洞察が西洋に届くことはなく、ようやく1951年、英国糖尿病学会の共同創設者でもあるR・D・ローレンスが糖尿病には2タイプあることを確認した。ローレンスは、スシュルタが**「やつれをもたらす」としたタイプ（1型）では、インスリンがほとんど分泌されなくなるのに対して、「肥満および寝台や布団の上でのらくら過ごす傾向をもたらす」としたタイプ（2型）では、血中にインスリンが存在する**ことを発見した。

1型糖尿病でインスリンが「ほとんど分泌されなくなるのは、ランゲルハンス島のインスリン分泌細胞が壊れるせいだ。奇妙なことに、それを破壊するのは、患者自身の免疫系である。その理由は誰にもわからない。おそらく、ウィルスが免疫系を混乱させ、偶発的に島細胞を殺させるのだろう（生物学ではもっと奇妙なことも起こる）。

いずれにしても、1型では、ランゲルハンス島のインスリン分泌細胞が死ぬ。つまり、1型糖尿病はインスリン欠乏症なのだ。では、インスリンとは何者なのか、もう少し詳しく見てみよう。

●インスリンは関所の番人

誰もが知っているように、食物は大きく3つのグループに分類できる。**脂肪とタンパク質と炭水化物**だ。誰でも脂肪がどんなものかは知っているし、ステーキも知っている。それに炭水化物にはパスタのように手の込んだものもあれば、砂糖のように単純なものもあることを知っている。

私たちが何かを食べると、腸は膵臓が分泌する酵素に助けられて、この3つのグループを吸収しやすい単純な化合物に分解する。脂肪は脂肪酸とコレステロールに、タンパク質はアミノ酸に、炭水化物は糖になる。そして、腸のなかでこれらの栄養素は血液に流れ込む。インスリンの仕事はその栄養素の一つである「グルコース（ギリシャ語で「甘い」の意）」を扱うことだ。

グルコースは私たちの活動を支える燃料となる。デンプンはグルコースの長い鎖からなり、人は毎日、ジャガイモ、パン、シリアル、コメ、パスタといった形で多くのデンプンを摂取している。グルコースは砂糖の主な成分でもあり、多くの人はそれもたくさん消費する。結果的に、私たちの食事の少なくとも3分の1は分解されてグルコースになる。

グルコースは燃料なので、車がガソリンを燃焼させるように、体細胞はそれを燃焼させなければならない。[2] だが、ここで問題が生じる。細胞がグルコースを燃焼させるには、それを取り込まなければならないが、グルコースは水溶性で、一方、細胞膜は油性の分子からなる。

ご存じのとおり、油と水は混ざらない。そこでグルコースは、細胞膜を貫通する特別なチャネルを通って体細胞に入っていく。しかし、重ねてやっかいなことに、このチャネルは常時開いているわけではない。むしろ、閉まっていることのほうが多いのだ。

そこでインスリンの登場となる。**インスリンの仕事はこの細胞膜のチャネルを開くこと**だ。となれば、ランゲルハンス島の仕事は、血中のグルコース濃度の上昇に合わせて、インスリンを分泌することだ。

腸から血中にグルコースが流れ込むと、ランゲルハンス島がそれを察知して、インスリンを血中に流し込む。血中のグルコースとインスリンは、共に体細胞へと移動し、そこでインスリンが細胞壁にチャネルを開け、グルコースが細胞に入る。

体細胞がグルコースを吸収すると、その血中濃度は下がる。すると、ランゲルハンス島はその低下に気づいて、インスリンの分泌をやめる。こうしてインスリンの血中濃度が一定のレベル以下になると、グルコースのチャネルは閉鎖される。チャネルが閉じるのは、グルコースの血中濃度が72mg／dl以下に下がらないようにするためだ。これから見ていくように、それは脳を保護するためである。

●インスリンなしで燃料は使えない

こうした明らかな理由から、1日のインスリン分泌のパターンは、グルコースの血中濃度のパターンを反映して、食後に上昇し、食間に下降する。簡単に言えば、私たちが糖やデンプンを食べると以下のようになる。

①糖やデンプンは腸で分解され、グルコースとそのほかの単純な糖になる
↓
②それが血中に溶け込む
↓
③血中のグルコースを、ランゲルハンス島が検知する
↓

④ランゲルハンス島がインスリンを分泌する
↓
⑤そのインスリンは、血中を流れて体の細胞に到達する
↓
⑥するとグルコースチャネルが開く
↓
⑦グルコースチャネルを通ってグルコースが細胞に入る
↓
⑧グルコースは細胞内で燃料として燃やされる

以上がインスリンの役割であることがわかれば、1型糖尿病はこのインスリンが欠乏した病気として容易に理解できるだろう。

インスリンがなければ、細胞壁のチャネルが開かないので、腸から血中に取り込まれたグルコースは行き場を失う。その結果、グルコースが血中に蓄積し、ついには（血中濃度が180mg／dlを超えるほどになると）尿のなかにあふれ出す。腎臓の仕事は、血流から不要な化学物質を除去することだ。高濃度のグルコースは不要な化学物質なので、腎臓はそれを除去し、尿の中に捨てる。

図7-3　インスリン分泌の24時間パターン

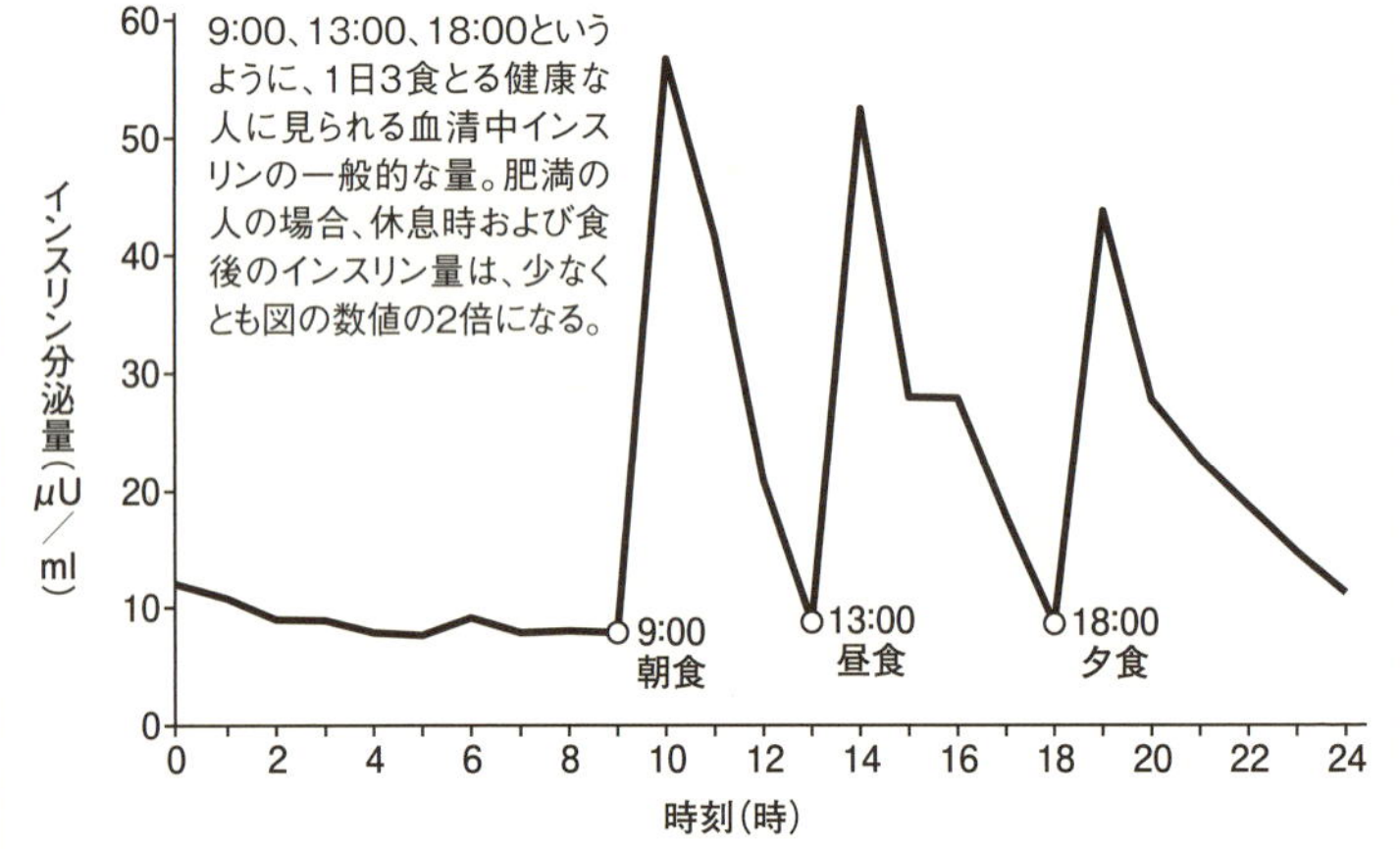

9:00、13:00、18:00というように、1日3食とる健康な人に見られる血清中インスリンの一般的な量。肥満の人の場合、休息時および食後のインスリン量は、少なくとも図の数値の2倍になる。

１型糖尿病では血中のグルコース濃度が非常に高いため、浸透圧作用によって、糖尿病（diabetes）という名の由来になった多尿（diuresis）を引き起こす。その結果、患者は激しい喉の渇きに襲われる。かつてカッパドキアのアレタイオスは言った。「患者は水分を出し続け、その流れは絶えない。（中略）患者は喉の渇きを抑えることができず、過剰に水を飲み続ける」。インスリンを分泌する細胞が破壊されることにより、１型糖尿病は２０００年前と同様に、過剰な喉の渇きと過剰な尿をもたらす。

さらに、**燃料になるグルコースを取り込めないせいで、体重が減り始める。１型糖尿病では、どこもかしこもグルコースだらけなのに、それを燃料にできない。**インスリンがないせいで、血中にあふれるグルコースを細胞に取り込めないからだ。

そこで体は代替燃料を求め、筋肉細胞や脂肪細胞を分解してアミノ酸と脂肪にする。インスリンがなくても、それらは血流から組織に取り込めるが、それは絶望的な方法だ。なぜなら、インスリンがなければ、動員したアミノ酸と脂肪の後を埋められないからだ。こうして患者は飢餓から死へ向かう。「肉体と四肢が尿に溶けていき、患者は短期間で亡くなる」のだ。

１型糖尿病の対処法は明らかだ。インスリンの投与である。バンティングがインスリンを発見する前は、１型糖尿病の患者は診断されてから短期間で死亡した。しかし今では、長く、それなりに快適な人生を送れるようになった。もっとも、その病気をもたない人ほどではないし、合併症の心配もつきまとう。

事実、スコットランド人２万５０００人を対象にした２０１５年の調査では、１型糖尿病患者の寿命は健康な人より、男性は11年、女性は13年短いという結果が出た。１９２５年9月15日、バンティングがノーベル賞受賞講演で語ったように「インスリンは糖尿病の治療法ではない。それは処置にすぎない」のだ。しかし、この分野の研究は急速に進歩しており、現在では、より良い結果を期待できるようになった。

3

「糖尿肥満」という新たな大病の蔓延

●2型糖尿病と肥満が支配する世界

1世紀以上前から、過食は糖尿病につながり、ひいては血管系を破壊して死を招くことが知られていた。1901年、トーマス・マンは小説『ブッデンブローク家の人々』（岩波文庫）のなかで、北ドイツの老人の死を次のように描写している。

商人で議員も務めたジェイムズ・メレンドルフは、奇妙な死に方をした。この糖尿病の老人の自衛本能は弱まり、最晩年にはケーキとペストリーをむさぼり食った。かかりつけ医はそれに反対し、親族も、一族の長老である彼を説得して、菓子で自殺をはかるのをやめさせようとした。しかしメレンドルフは、そうした口出しを避けるために、町の荒廃した地区に部屋を借りた。彼がそれまで身を置いていた上品な場所とは似ても似つかない、狭くみすぼらしい部屋だったが、人知れず菓子やパイやタルトを食べることができた。彼の遺体はその部屋で見つかった。食べている途中の菓子パンを口いっぱいにほおばった状態で。緩慢な死を、脳卒中が早めたのだ。

2型糖尿病は1型とは別の病気だ。往々にして症状は似ていて、2型糖尿病の患者もアレタイオスの言うように「水分を出し続け、のどの渇きを抑えられない」が、原因が異なるため、スシュルタの言うように「肥満および寝台や布団の上でのらくら過ごす傾向」が見られる。つまり、**2型糖尿病は自己免疫障害というより、トーマス・マンが小説で描いた過食に原因がある**のだ。

そして、インスリンの血中濃度は1型では低いが、2型では高い。いったいこれはどういうことだろう。

そのヒントは、2型糖尿病の蔓延とともに顕著になった肥満の蔓延にある。今日の世界は、この2つのつながりに支配されていると言ってもいい。今では**「糖尿肥満」という病気**として語る科学者も現れた。産業国の代表としてアメリカと英国のデータ、および世界保健機関（WHO）のデータをもとに、世界の状況を見てみよう。

●肥満は喫煙に次ぐ脅威

肥満はかつては珍しかったが、今ではありふれたものとなっている。１９９７年に世界保健機関は、世界的に肥満が蔓延していることを正式に認めた。

当たり前のことだが、肥満は体重だけで判断できるものではなく、身長差を計算に入れた肥満指数（ＢＭＩ）によって測られる。ＢＭＩの公式は次のとおりだ。

ＢＭＩ＝体重kg÷（身長m×身長m）

ＢＭＩの定義は気まぐれに定められたものではない。世界保健機関は**ＢＭＩが25ポイント以上または18・5ポイント未満になると、死亡リスクまたは病気のリスクが増大する**ことを突き止めた。たとえば、ＢＭＩが35以上の人は平均体重の人と比較して、２型糖尿病の発症率が１００倍高く、寿命は6年から7年短い。しかし**ダイエットすれば、体重が1キロ減るごとに、2型糖尿病の発症リスクは16％ずつ下がる。**

ＢＭＩ値があまりにも低いと寿命は短くなるので、死亡リスクはＵ字形を描く。つまり、Ｕ字の低い部分が最適なＢＭＩで、そこから離れるほど死亡リスクが上昇するのだ。

図7-4　BMIの判定基準

BMI	判定
18.5未満	低体重
18.5〜25未満	普通体重
25〜30未満	過体重
30〜35未満	中程度の肥満
35〜40未満	重度の肥満
40以上	極めて重度の（病的な）肥満

BMIの数値＋1は、体重＋3.5キログラムにほぼ等しいが、両者は必ずしも正比例するわけではない。また、BMIの値が高くても、脂肪が過剰についているとは限らない。極めて健康な人では、筋肉が過剰についている場合もある。しかし、大多数は、脂肪量を反映する。

このU字形は昔から知られているようで、シェイクスピアの『ヴェニスの商人』でも、侍女のネリッサの台詞に「ごちそうを食べ過ぎる人は、食べるものがなくてひもじい思いをしている人と同じように体を壊すでしょう」（第1幕第2場）とある。

もちろんシェイクスピアの時代に人々が心配したのは、「食べるものがなくてひもじい思いをすること」だった。しかし、現代ではそれが「ごちそうを食べ過ぎること」に変わり、全世界の成人の3分の1が、過体重か肥満になっている。たとえば、アメリカでは、1960年代初期から2000年までの間に、体重が平均で11キログラム増えた。平均身長も2・5センチ高くなったが、成人のBMIの平均値は25から28に上がったことは、増えた肉が縦にではなく横についたことを語っている。

現在では世界的に、低体重の人よりも肥満の人（単なる過体重ではなく「肥満」）のほうが多く、この傾向が続けば、２０２５年までに成人の５人に１人は肥満になるだろう。そして、肥満の問題は新興国において一層深刻だ。トンガでは、成人の半数以上が肥満。クウェート、リビア、カタールおよびサモアでは、成人のほとんどが肥満だ。

だが割合でなく、肥満人口の多さで言えば、最も深刻なのは先進国である。実際それは危機的状況で、英国では平均で１日に２人が肥満のせいで家の中で動けなくなり、消防士や救急救命士に救助されている。彼らを外へ運び出すために、ドアを外したのでは間に合わず窓を外すといったこともしばしば起きている。２０１２年のデータになるが、過体重および肥満の割合が最も高い先進国は図７－５のとおりだ。

肥満は心臓発作と脳卒中のリスクを高め、アメリカだけで年間に30万人の命を間接的に奪っている。死亡の間接的な原因としてそれを上回るのは喫煙だけだ。肥満のためにアメリカが費やす医療費は年間１４７０億ドルにのぼる。英国については、２０１２年のコンサルティング会社マッキンゼー・アンド・カンパニーの試算によると、肥満が医療費および生産性の損失によって英国経済にかける負担は４７０億ポンド（＝７００億ドル。国内のＧＤＰの３％）。これを上回るのは喫煙だけだ（国内のＧＤＰの３・６％）。

マッキンゼーは、**世界全体で肥満（世界のGDPの2・8％）は、喫煙（世界のGDP**

図7-5　過体重および肥満の割合が高い先進国(単位:%)

国名	過体重	肥満	過体重および肥満
メキシコ	39.5	30.0	69.5
アメリカ	33.3	35.9	69.2
英国	36.7	26.1	62.8
オーストラリア	36.7	24.6	61.2
カナダ	35.8	24.2	60.0

の2・9%）および武力・戦争・テロリズム（世界のGDPの2・8%）に続く3つめの自業自得と呼ぶべき重荷だ、と結論づけている。

すべての国が工業化したわけではなく、残念ながら現在でも低体重は国際社会の問題になっている（世界全体で子どものおよそ20%が低体重）。そして私たちは、新興国の経済が発展するにしたがって、その国民が食料不足から（適度な食事の段階を経ずに）、いきなり無謀な過食に進むという逆説的状況に直面しているのだ。

●糖尿病が国を亡ぼす

糖尿病は肥満と同様の傾向を示しつつある。2012年までに2910万人のアメリカ人が糖尿病と診断された。加えてまだ診断が確定しない人が８００万人いるため（初期の糖尿病は診断されにくい）、人口の９・３％程度が糖尿病だと考えられている。２０１０年に糖尿病と診断されたアメリカ人は「わずか」２５８０万人だったので、その発生率はたった2年で人口の８・３％から９・３％に上昇したことになる。もっとも、１９６０年にまで遡れば、アメリカで糖尿病になる人は人口の１％未満だった。

アメリカで糖尿病は7番めの死因になった。２０１０年の死者の総数は２２１万５４５８人で、そのうちの23万４０５１人の死亡診断書は糖尿病との関連を指摘する。

また米国糖尿病学会は、２０１０年にアメリカで診断された糖尿病がもたらした総コストを２４５０億ドル（医療費が１７６０億ドル、生産性の低下が６９０億ドル）と算出した。そして、アメリカ人の寿命が伸び続け（糖尿病の発生率は年齢とともに高まる）、アメリカの人口に占めるアングロサクソンの比率が低下し続け（多くの民族集団はアングロサクソン系より糖尿病にかかりやすい）、またアメリカ人が体を動かさず（運動は糖尿病予防に役立つ）、さらにアメリカ人はいまだに過食していることから、米国疾病予防管理センター（ＣＤＣ）は、２０５０年までにアメリカ人の20％から33％が糖尿病と診断されるだろうと予想する。

このように、アメリカの将来は極めて不安なものであり、２０１０年10月29日にオバマ大統領は11月を糖尿病予防月間と定め、妻ミシェルとともに、もっと運動するようにと国民に呼びかけた。[3]

糖尿病は英国でも大きな問題となっている。2016年の英国糖尿病学会の推定によると、405万人の国民（人口の6％。まだ正式に診断されていない54万9000人を含む）[4]がこの病気にかかり、毎年2万4000人がそのせいで早死にし、その代償は140億ポンド以上に及ぶ。これは国民健康保険の年間予算のほぼ10％に当たる。だが、事態はさらに悪化しそうだ。英国糖尿病学会の言葉を借りれば、2型糖尿病患者の数は「今後10年で急増すると見込まれる」のだ。

また、肥満と同様に、新興国でも糖尿病は流行している。2012年に世界保健機関は、**糖尿病が世界の死因の8位**であることを明らかにした。

現代の世界の喜ばしい変化の一つは、かつて貧しかった地域の多くが急速に豊かになりつつあることだが、経済の進展につれて糖尿病になる人も急増している。世界保健機関によると、糖尿病で亡くなる人は、2000年には100万人（全死亡者の2・0％）だったが、2012年には150万人（全死亡者の2・7％）に増えている。

国際糖尿病連合は、2030年までに世界の糖尿病患者は4億3800万人になる（2010年は2億8500万人）と予測する。この極めて悩ましい状況を受けて、2006年12月20日、国連総会は11月14日を「世界糖尿病デー」と定めた。

4

なぜ人は食べ過ぎるようになったのか？

●食べ過ぎを招く10の要因

肥満と糖尿病が急増したのは、遺伝子の変異のせいではない。そのような変異が起きるには、長大な年月が必要とされる。

この増加は本来、**環境がもたらしたものであり、明らかに原因は過食**だ。（西洋美術の証拠を信じるのであれば）過食はここ100年にわたって加速してきたらしい。『最後の晩餐』は長く画家にとって象徴的なテーマだったが、それについて2010年に珍しい学際的共同研究がなされた。

コーネル大学の食品・商標研究所所長ブライアン・ワンシンクと、バージニア・ウェズリアン・カレッジで宗教学を講じるクレイグ・ワンシンク（2人は兄弟である）は、西暦1000年から2000年の間に描かれた52枚の『最後の晩餐』の料理の大きさを調べた論文を、『インターナショナル・ジャーナル・オブ・オベシティ（国際肥満研究ジャーナル）』誌に発表した。2人は、その1000年の間に料理が69％大きくなり、皿は66％、添えられたパンは23％大きくなったことを明らかにした。

美術史家の中には、それらのサイズの変化については別の解釈もできるとして、ワンシンクらの研究を批判する人もいるが、ワンシンクらによれば、過去1000年間に食料の生産性や入手のしやすさ、安全性が向上しただけでなく、豊富さや手頃さが劇的に向上し、その結果、私たちはかつてなく大食するようになったと主張する。もちろん、彼らの言うとおりだ。

その最たる国がアメリカだろう。米国疾病予防管理センターによれば、1971年から2000年までの約30年間に、アメリカの女性の摂取カロリーは1日平均1542キロカロリーから1877キロカロリーへと、22％増加した（運動しない中年女性の基準値は1日1600～1800キロカロリー）。一方、男性も1日平均2450キロカロリーから2618キロカロリーへと7％増加（運動しない中年男性の基準値は1日2000～2200キロカロリー）。多くのアメリカ人がカロリーをとり過ぎていることがわかる。

中国、大連の医師であるシーシェン・ジョーは、1950年から2005年までの55年間に

図7-6　アメリカにおけるさまざまな食物の消費と肥満

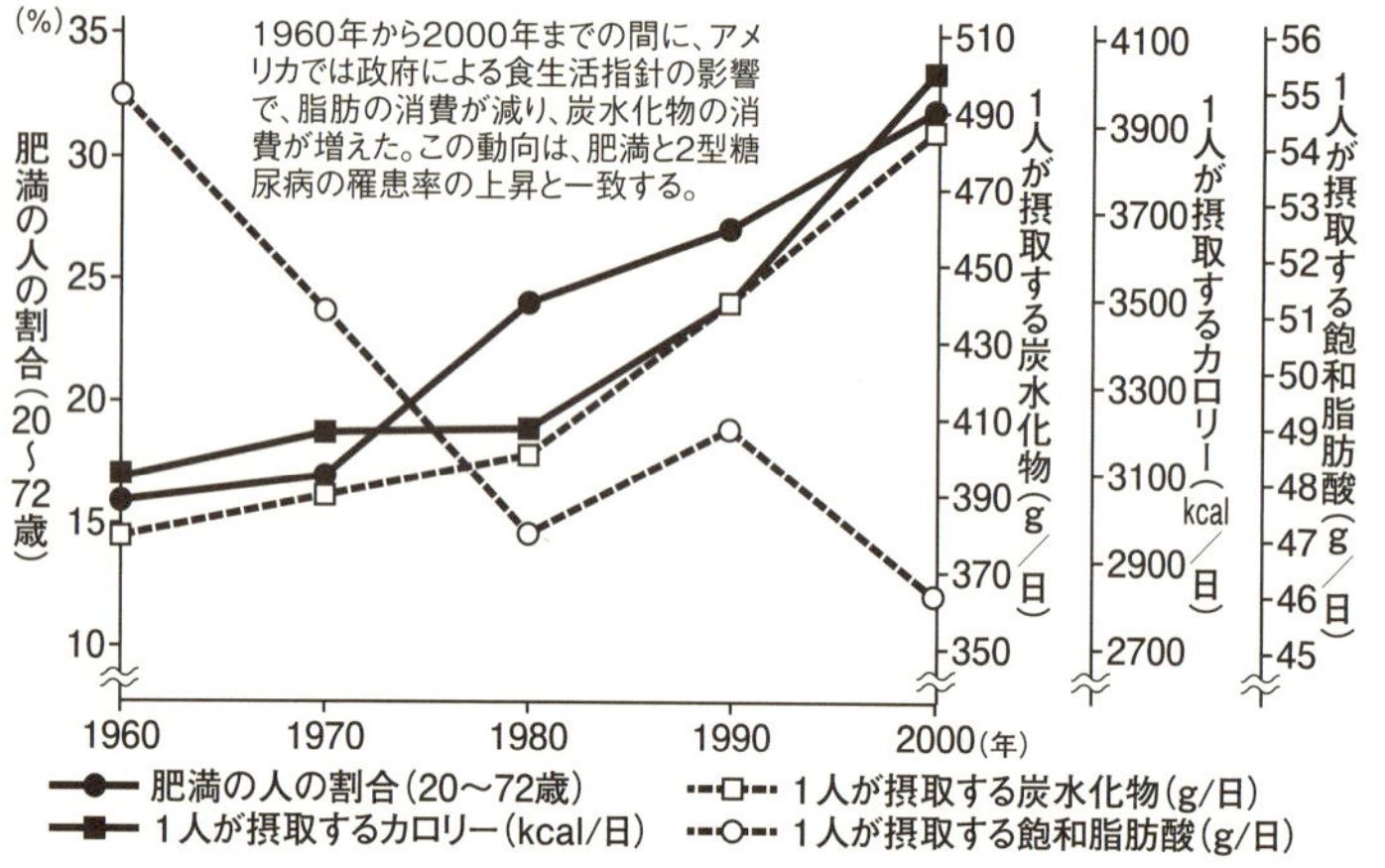

おけるアメリカでの肥満の増加（全人口の14％から33％に増加）は、摂取カロリーの増加にきっちり比例し、炭水化物の消費の増加とも比例していることを明らかにした。

一方、上図の飽和脂肪酸の減少からわかるとおり、同じ時期に肉や動物性脂肪、コレステロールの消費は食生活指針の影響で低下した。じつのところ、ジョーの論文を読めば、アメリカにおける糖尿病と肥満の発生率を決めるのは脂肪ではなく、炭水化物の摂取量だと誰でも思うはずだ。[5]

炭水化物が肥満を招く仕組みはいくつもあり、それらについては後述する。しかし、アメリカで過体重と肥満が急増したのは、1980年頃であることを指摘して、当時何が変わったかを考えたい。1977年に政府が炭水化物を推奨するメッセージを初めて発表したことの影響は否定できないが、**ほかにも要因があるはず**だ。以下について順に見ていこう。

①食品価格の下落
②加工食品とハンバーガーの台頭
③脂肪ゼロの魅力（スナックウェルズ効果）
④間食の増加
⑤文化の変化
⑥マーケットの圧力
⑦肥満のストレス
⑧肥満の否認
⑨運動不足
⑩無意識の糖分摂取

要因①——食品価格の下落

食品はかつてないほど安くなった。１９００年には、平均的なアメリカ人は家計収入の43％を食品に費やしたが、２００３年までにそれは13％にまで下がった。残念ながら、**果**

物や野菜といった健康的な食品の価格は世界的に上昇しているが、加工食品の価格は下がり続けている。

たとえば英国では、新鮮な野菜の価格は1980年から2012年までに199％値上がりしたが、アイスクリームの価格はほぼ半分になった。ブラジル、中国、メキシコおよび韓国では、1980年から2012年までの間に果物と野菜の価格は99％上昇し、調理済み食品などの加工食品の価格は約20％下落した。

要因②――加工食品とハンバーガーの台頭

エリック・シュローサーが2001年に出した『Fast Food Nation』（『ファストフードが世界を食いつくす』草思社）を読んだ人なら、ファストフードやジャンクフード、加工食品が体に悪いということに異論はないだろう。

またブラジル、サンパウロ大学のカルロス・モンテイロは、以下のように記している。「超加工食品および飲料の生産と消費が、特に1980年代から急激に上昇し、（中略）アメリカや英国を含む高所得国で消費されるカロリーの大半を供給している」

加工食品について言えば、ハンバーガーほど普及しているものはない。1970年代末から1980年代初頭にかけて、いわゆる「バーガー戦争」が始まった。マクドナルド、バーガーキング、ウェンディーズなどが、自社のファストフードで全人類に向けて無差別爆撃を開始したのだ。

ハンバーガーはただ不健康なだけでなく、向精神薬に負けず劣らずの「興奮」や「陶酔」を引き起こす。実際、マイケル・モスが2013年の著書『Salt Sugar Fat: How the Food Giants Hooked Us』（『フードトラップ――食品に仕掛けられた至福の罠』日経BP社）で報告したように、**ファストフードとジャンクフードと加工食品は、私たちの「至福点」を刺激するよう注意深く設計されている**のだ。

その消費者が中毒患者のように語ることもある。2004年の映画『スーパーサイズ・ミー』でマクドナルドだけの食事を30日間続けたモーガン・スパーロックは、途中で「気分が悪くなり、ひどく落ち込んだ。（中略）けれども、食べ始めたら、気分が良くなった」と明かした。

コーラとソフトドリンク戦争も、私たちに無意味なカロリーをとらせる。そして子どもの購買力の高まりが、この戦争をますます煽っている。さらに、ある特定の炭水化物、つまり**高果糖コーンシロップの消費が、1970年から1990年にかけて劇的に増えた**のも偶然ではない。

要因③――脂肪ゼロの魅力（スナックウェルズ効果）

アメリカの栄養学者はいわゆるスナックウェルズ効果を語る。スナックウェルズはアメリカのクッキーで、公衆衛生のメッセージに応えて無脂肪で製造された。

しかし、**脂肪なしでおいしくするために、砂糖がふんだんに使われた。**それでも脂肪ゼロという宣伝文句は、多くの消費者に自分が食べているのは健康によいクッキーだと思い込ませ、スナックウェルズは爆発的にヒットした。

要因④——間食の増加

1980年頃には、ほかにも変化したことがある。それは食べる頻度だ。ノースカロライナ大学のバリー・ポプキンとキャフ・ダフィは、アメリカの3万6000人の成人について調査し、1977年から2002年までの25年間に「食べる機会」（食事およびかなりの量のある間食）が、平均で1日あたり3・5回から5回へと増え、その間隔が4・5時間から3・5時間に減ったことを発見した。

かつては、〝食事以外の時間〟には食べないように注意されたものだが、今や人々は1日中、間食しているのだ。ポプキンとダフィはそれを嘆かわしいことだと言う。なぜなら、食べる頻度が多いほど、食べる総量が増えるからだ。

ポプキンとダフィも認めているが、専門家の中には間食を推奨する人もいる。しかし、それを支持する研究のすべてが正しく設計されているわけではない。また、じつのところ、**絶食と少ない食事回数が健康に良いことを示唆する証拠のほうが圧倒的に多い**のだ。

ポプキンとダフィは、特に糖尿病患者に対する「頻繁に食べなさい」というアドバイスに批判的だ。「糖尿病患者に関して、臨床の場では、一度に大量に飲み食いするより、1日中、等間隔で食べたほうがよいという非公式のコンセンサスがある。だが、これらの勧告を裏づける正式な研究結果はほとんど存在しない」と述べている（プラハのカレル大学のハナ・カレオバは、2型糖尿病の患者は1日2食にしたほうが、症状が改善することを証明し、ポプキンとダフィの疑念が正しかったことを裏づけた。詳しくは後述する）。

また、ジャーナリストのロバート・クランプトンは2015年12月1日付の『タイムズ』紙に以下のように記している。

> 朝食の問題点は（中略）それが1日のための腹ごしらえどころか、単に食べ続けるきっかけになることだ。朝食の擁護者は、朝食をとれば、午前中の間食を防ぐことができると言うが、私の経験はそれを否定する。朝の8時にポリッジを1杯食べると、昼前の11時にはポテトチップスを1袋食べることになる。8時に何も食べなければ、そんなことにはならない。（中略）朝食をとると、がつがつ食べたい気分になるのだ。だから、朝は新鮮な空気を吸って、できるだけ長い間、何も食べないほうがいい。

朝食が、がつがつ食べたい気分を招くことを裏づける生化学については後述するが、シリアルについては、クランプトンのすぐれた描写を紹介しよう。「1日の最も危険な食事、朝食」と題した記事で、彼は次のように書いている。

大半のシリアルは砂糖まみれで（中略）率直に言って、シュガーパフ（シリアルの一種）はその代表だ。（中略）フルーツ・ジュースについては、こう言うだけで十分だろう。（中略）私の子どもたちが幼かった頃、彼らの友だちは「ジュース」をたっぷり飲んだせいで、長く歯医者に通った。

要因⑤——文化の変化

間食の増加は文化の変化を反映したものであり、実際、文化は変化した。文化はテクノロジーに反応して変化する。ダーヴラ・マーフィーは1968年の興味深い著書『エチオピアでラバとともに（In Ethiopia With a Mule）』で以下のように述べている。

ラバの背に乗って坂道を下りながら私の頭に浮かんだのは、近年まで全人類が共有していたありとあらゆる経験を、現代の西洋では、機械文明が人間から冷酷なまでに奪い取ってしまったということだ。たとえば、激しい運動の後の休息、厳しい暑さや

寒さからの解放、耐えがたいほどの空腹を癒す食事、渇ききった喉を癒す、最もありがたい神の創造物とさえ思える水。現代では、そうした基本的な満足感から、あまりにも多くの人が切り離されてしまった。

保守的な人々は、文化が贅沢な方向に向かうことに抗議する。過食への非難は、2000年以上昔にクセノフォンが『ソクラテスの思い出』の中で、ソクラテスが語った美徳の女神の言葉として語っている。女神はヘラクレスを非難し、その理由を述べる。「空腹を感じないうちから食べ、喉が渇く前に飲み、食べることを楽しむために料理人を雇い、飲む喜びを増すために高価なワインを買い、少年少女と無意味なセックスにふけった」

当然ながら、聖書も大食を非難している。「エレミヤ書」5章26～28節によると「わが民の中には逆らう者がいる。（中略）彼らは太って、色つやもよく、その悪事には限りがない」

そのため、大食は教皇グレゴリウス1世が非難した7つの大罪の一つに数えられる。ダンテ（1265－1321）も『神曲』において、地獄の第3階層は暴飲暴食にふけった貪食者《どんしょくしゃ》が落ちる貪食者の地獄だと語った。

要因⑥——マーケットの圧力

しかし、時に文化は、マーケットに反応して変化する。イスラエルの歴史学者であるユヴァル・ノア・ハラリは、2014年の著書『Sapiens: A Brief History of Humankind』(『サピエンス全史』河出書房新社)で、現代の消費主義を理由にマーケットを非難した。

歴史の大半を通じて、人は貧しい環境で生きてきた。倹約が標語であり、(中略)善良な人は贅沢を避け、食べ物を捨てず、破れたズボンを繕った。(中略)[だが]消費主義は、物質とサービスをより多く消費することを賞賛する。消費主義は(中略)過剰な消費によって人がじわじわと自らを殺すことを助長する。(中略)シリアルの箱の裏を見るといい。私のお気に入りの朝食用シリアル、イスラエルのテルマ社のシリアルの箱にはこう書かれている。

「時にはおいしいものを食べたいでしょう。(中略)体重に気をつけなければならないときもあれば、すぐ何かを食べたいときもあるはずです。テルマは(中略)後悔のないおいしい食べ物をお届けします」

歴史の大半を通じて、人々はそうした言葉に反発し、惹かれることはなかった。彼らはそのような甘言を、利己的で退廃的で堕落していると見なしたようだ。

実際、マーケットは私たちの食欲を後押ししてきた。英国人は第2次世界大戦の食料配給のおかげで健康が増進したとよく言われる（もっとも、データを見るかぎり、より正確には、英国人がより不健康になったと考える理由はないと言うべきだろう）。しかし、現代の基準に照らせば、戦時中の食料配給は乏しかった。(6) 1943年に成人1人に配給された1週間分のタンパク質は、卵1個、肉453・6グラム以下、牛乳1・7リットル、ベーコンまたはハム110グラム、チーズ85～110グラムだった。

だが**現在では、マーケットは私たちに圧力をかけてより多く食べさせようとする。**オックスフォード大学の栄養学と公衆衛生学を専門とするスーザン・ジェブは、2016年4月8日付の『タイムズ』紙でこう述べた。「（人が肥満になるのは）意思の力が弱いせいではなく、テレビコマーシャルがもっと食べなさいと誘惑するうえに、どの街も中心部には、ファストフード店がひしめいているからです」。ジェブはさらに続ける。「食べる量を減らそうとすると、場合によっては超人的な努力が必要とされます。それは太っている人に原因があるのでしょうか？　私はそうは思いません」

すでに見てきたように、体重は遺伝子によってほぼ決定される。ケンブリッジ大学の研究グループは、過体重の人はビュッフェ形式で食べ物を出されると食べたいという衝動を抑制しにくいことを発見した。これを研究者らは脳内の2カ所の働きが弱くなっていることと関連づけ、過体重は神経学的に決定されているようだと示唆した（それが意味するのは、冷蔵庫を空っぽにしておくという昔ながらのダイエット方法には存外、効果があるということだ)。

生物学的決定論にのっとり、2014年に欧州司法裁判所は「Fag og Arbejde v Kommunernes Landsforening」裁判(※肥満を理由に解雇された男性保育士からの訴えを受けたデンマークの裁判所が欧州司法裁判所に確認を求めたもの)で、肥満は障害であり、肥満を理由に差別するのは違法だという裁定を下した。原告の言葉を借りれば、肥満は「生活様式の選択ではなく、私という人間そのもの」なのだ。

要因⑦——肥満のストレス

さらに栄養学者は「肥満を恥じると逆効果になる」と主張する。2014年にロンドン大学ユニバーシティ・カレッジで行なわれた成人3000人を対象とする調査では、そのうちの150人が肥満のせいで、次のような差別を受けていた。

- レストランや商店や病院で冷遇され、医師からも邪険に扱われる
- 愚か者扱いされる
- 脅されたり、嫌がらせをされたりする。人々の反応が敬意や礼儀に欠ける

その後の4年間で、この150人は平均で0・95キログラム体重が増えた。一方、差別を感じなかった人は平均で0・7キロ体重が減った。この結果について、2014年9月11日付の『デイリーメール』紙は「人から太っていると言われた人はますます食べる」、と報じ、『デイリーテレグラフ』紙も「太っていることを恥ずかしく思うと、人はますます食べる」と報じた。

だが、この研究論文は関連を述べただけであり、じつのところ因果関係は逆かもしれない。体重が増えた人だけが差別を受けたという可能性もあるのだ。肥満を恥じることは逆効果かもしれないが、この証拠についてはもっと厳しい目で検証する必要がある。

要因⑧——肥満の否認

肥満の否認は広く見られる。2012年に英国の研究者が657人の肥満患者を調べたところ、**自分が「肥満、あるいは極めて過体重」であることを認めたのは、女性では34％、男性では23％**しかいなかった。両親による否認もよく見られる。2015年に英国で行なわれた、過体重または肥満の子ども369人の親を対象とする調査では、子どもの状態を正しく認識している親はわずか4人だった。

アメリカでも状況は同じようだ。3000人以上の親を対象とする調査で、過体重の子どもの親の95％、肥満の子どもの親の78％が、自分の子どもは正常体重だと考えていた。

否認については、アフリカ出身の小説家、チママンダ・ンゴズィ・アディーチェが、2013年の小説『Americanah』(『アメリカーナ』河出書房新社)で以下のように表現している。

アメリカでは、「太っている」というのは良くない言葉で、「ばか」とか「ろくでなし」のように不道徳というニュアンスが伴う。「背が低い」とか「背が高い」といった単なる特徴の描写とは違うのだ。そのため彼女は自分のボキャブラリーから「太っている」を追い出した。だが昨年の冬、「太っている」がほぼ13年ぶりに彼女のところへ戻ってきた。スーパーのレジで、タコスの大袋の代金を支払っていると、列の後ろに並んだ男が「太った人はそんなの食べなくていいよ」とつぶやいたのだ。彼女は驚き、むっとして、男をちらりと見た。そしてブログに書くには最適のネタだと思った。見知らぬ男にデブだと決めつけられたのだから。「人種、ジェンダー、ボディサイズ」のタグをつけて投稿するつもりだった。しかし、家に戻って鏡を見ると、そこには否定しようのない真実が存在した。服がきつくなったこと、股ずれするようになったこと、丸々とした体の各部が動くたびに揺れることを、あまりにも長く無視していたことに彼女は気づいた。実際、彼女は太っていた」

要因⑨——運動不足

この50年で、先進国の人々は体をあまり動かさなくなった。といっても、レクリエーションとして運動をする人が減ったわけではない。実際には、ジムやグラウンドでスポーツを楽しむ人は増えている。

しかし日常生活では、体をあまり動かさなくなった。多くの人は、徒歩より車を選び、機械や家電を利用して家事を楽に済ませるようになった。その結果、**1日の消費カロリーは100年前と比べて、500～1000キロカロリーも減少**した。

農業や工業が廃れ、サービス産業が旺盛になるにつれて、仕事による体への負担は少なくなった。加えて技術の進歩は体を動かす機会をますます奪っている。今や私たちは、廊下を2分歩いて同僚に話をしに行く代わりに、その2分を使って、メールを書いて済ませるようになった。

こうした生活が10年ごとに5キログラムの体重増加を招いた。後ほど詳しく述べる。

要因⑩——無意識の糖分摂取

現在の栄養学研究はアメリカが牽引しているので、アメリカの糖尿肥満を「基準」と見なしがちだ。しかし、2011年にシドニー大学の栄養学者であるジェニー・ブランド＝ミラーが驚くべき論文を発表した。そのタイトルは、『オーストラリアの逆説。過体重と肥満が増加した時期に、糖の摂取が格段に減少した』である。

この論文は、1980年から2003年までの間に、アメリカ、英国、オーストラリアでは肥満が著しく増加したが、同時期に糖の摂取量はアメリカでは23%上昇したものの、オーストラリアでは16%、英国では5%減ったことを立証したものだ。

かつて私たちは脂肪が肥満を引き起こすと信じていたが、現在では糖が真犯人だと知っている。したがって、この調査結果は予想外だった。この論文が真実なら、今日の公衆の敵ナンバー1は糖ではなく、メタボリックシンドロームを引き起こすインスリン抵抗性なのだろうか。

この研究に対して、科学的に正しくない、インチキだという批判が起きた。たしかに、人が実際に何をどれだけ食べているかを調べるのは難しい。なぜなら、

・一般に人は自分の食べた量を過小評価しがちなので、その報告は信用できない
・大量の食物が廃棄されるので、生産者側のデータはおおよその目安にしかならない

そういうわけで批評家は、ミラーが用いたデータは不正確だと主張した。その後、疑惑は晴れたが、英国の糖の摂取量の落ち込みを指摘していたのはミラーだけではなかった。英国心臓病支援基金も何年にもわたって、糖および脂肪や食全体の摂取量が減少している

ことを報告してきた。
1975年から2010年までに、1日あたり、
・カロリーの摂取量は、2498キロカロリーから2035キロカロリーに減少
・脂肪の摂取量は、112グラムから84グラムに減少
そして、2000年から2010年までに、1日あたり、
・砂糖の摂取量は、131グラムから116グラムに減少
そのほかの炭水化物に富む食物も同様に減少した。1942年から2010年までに、1週間あたり、
・パンの消費量は、1718グラムから634グラムに減少
・ジャガイモの消費量は、1877グラムから501グラムに減少
英国下院ほどの立派な組織でも、食べる量が減っているのに肥満が増えている理由は説

明できなかった。そして、議会の安全衛生委員会は著名な研究者の判断を引用して、「食物摂取が減っているのに、肥満が増えているという逆説は、消費エネルギーの減少が、摂取エネルギーの減少より先行して進んでいるという状況によってのみ説明できる」と結論づけた。

しかし、別の説明も可能だ。同基金は以下の変化を報告している。

- **1950年から2009年までの間に、果汁の週間摂取量は7ミリリットルから300ミリリットルに増加した**
- **1942年から2010年までの間に、朝食用シリアルの週間摂取量は23グラムから133グラムに増加した**

この果汁や朝食用シリアルを、私たちはいつ飲んだり食べたりしているのだろう？

●関係者全員有罪

英国では、食物摂取量が減少し、なおかつ朝食を抜く人が増えているせいで、過体重と肥満の増加スピードが落ちている可能性がある。

ロンドン大学キングス・カレッジのチームが37万人の子どもを対象に行なった調査によると、1994年から2003年までに、子どもの過体重と肥満の発生率は全体の4分の1から3分の1に増えたが、その次の10年間、つまり2004年から2013年にかけては、わずか0・5％しか増えなかった。

子どもの過体重および肥満の割合は、成人してからの割合と相関関係があるので、こうして子どもの太り過ぎのスピードが落ちたことで、現在、成人の3人に2人が過体重か肥満という状況が緩和されることを期待したいものだ。

認識論の研究者であるナシーム・タレブの言葉を借りれば、人間の体は「反脆弱」ではない。つまり、人体は脆弱なのだ。そして現在、〝関係者〟全員で、その脆弱な体を破壊しているのではないかと、私は危ぶんでいる。

食欲は体を裏切り、食品メーカーは体を誘惑し、政府は誤解を招く「食生活指針」を発行する。学会も時代遅れのパラダイムを追究している。そして何より私たちは、**無意味で見かけ倒しの食事、つまり朝食をとることを奨励されている。**

朝食をとっても、カロリーと炭水化物の摂取量が増えるだけだ。そして、それらが、**メタボリックシンドロームのインスリン抵抗性へとつながる**のだ。

BMI論争

1980年頃、アメリカの過体重と肥満の増加スピードに拍車がかかった。それに最初に気づいたのは、米国疾病管理予防センターのキャサリン・M・フレガルだった。

そのフレガルが2005年、さらに衝撃的なニュースをもたらした。およそ2万5000人を20年にわたって追跡調査した結果、過体重（BMI25〜30）になっても、死亡率が上昇しないことを突き止めたのだ。（肥満とは対照的に）過体重が危険でないことを明らかにしたのは彼女だけではなく、少なくとも2つのグループが同意した。しかし、なぜBMIと死亡リスクの関係は変化したのだろう。

もっとも、BMI研究者の大半はフレガルの主張に異を唱えている。2013年1月1日、ハーバード公衆衛生大学院の栄養学学部長を務めるウォルター・ウィレットは、『USAトゥデイ』紙の取材を受けて、フレガルの研究は方法論に欠陥があって、「まったくの嘘」と語った。彼はナショナル・パブリック・ラジオでも「この研究はでたらめだから、こんなものを読んで時間を無駄にすべきでない」と批判を繰り返した（ウォルターには、ぜひ話の続きを聞かせてほしい。じつのところ彼は、フレガルが喫煙、年齢、病気に伴う体重減少などの要素を考慮しなかったと考えている）。

そしてフレガルの研究を検証するためにハーバードで開かれた会議は、フレガルは重要なデータを省略しているとして、その研究を否定した。

それに対して、フレガルは、高脂血症や高血圧の治療方法が進歩したおかげで、過体重が以前ほど危険でなくなり、そのせいでアメリカでの過体重と肥満による死者は年間30万人から11万人ほどに減ったと考えている。

さらに彼女は、科学者らは望ましくない調査結果を隠してきたと見ている。「出版バイアス——定説を否定する結果を出した研究は公表されにくいというバイアス——は、査読に影響しがちです。死亡リスクと過体重および肥満の関連を、ほとんど、あるいはまったく見いだせなかった研究は往々にして、その結果をあっさり述べるだけで、詳細を語ろうとしません」

フレガルとウィレットが公に繰り広げた論戦は衝撃的だったが、研究者の中にはどちらも正しいと考える人もいて、脂肪は良くもあれば悪くもあるという「肥満のパラドックス」を信じている人もいる。

〈肥満のパラドックス〉

太った人は2型糖尿病、心血管疾患、がんになりやすいという見方には、誰もが同意し、それはフレガルも同じだ。しかしBMIが高くなってこうした病気になった際には、BMIは救助に駆けつけるらしい。血管形成（アテローム性動脈硬化症のプラークを除去するためにカテーテルを冠状動脈に挿入する）をした４８８０人の患者を追跡調査したスコットランドの研究を見てみよう。

この研究では、過体重の人は、正常体重の人や肥満の人よりも、術後の生存率が高いことが明らかになった。つまり、過体重は心疾患を誘発しやすいが、いざ心疾患になると、過体重が生存を助けるのだ。まったくもって逆説的だが、脂肪と仲が良いとは言えない英国心臓病支援基金でさえ、予備研究で以下のように報告している。

私たちの血管をとりまく脂肪は、心疾患との戦いを支援し、心臓発作のリスクを減らすらしい。（中略）この結果はBMI値の高い人のほうが心臓発作の後、長生きしやすいという医学上の謎を説明するのではないか。（中略）脂肪は酸化ストレスを減らす化学物質を放出し、冠動脈心疾患の進行を防ぐのだ。

フレガルとウィレットの論争は、栄養学研究がいかに複雑かを示している。ハーバード大学と米国疾病管理予防センターは世界で最も尊敬される研究グループだが、それでも彼らはこの最も単純で、しかし最も重要なことについて結論を出せていないでいる。

しかも、相反するデータが今も出現し続けている。たとえば、最近のデンマークの研究は、ＢＭＩ値の高い人が減量した場合、減量しない人より死亡率が高くなることを示した。

　ときどき私は、そうした相反するデータから矛盾のない結論を導くことをあきらめたくなるが、それでも大量の証拠が語るのは、①最も健康的なＢＭＩ値は、従来の正常値である18・5〜25の間にあり、②太った人はよく運動して筋肉量を保ちつつ、そのＢＭＩ値になるまでダイエットする必要があるということだ。

5 現代の国民病――インスリン抵抗性

●死の病「インスリン抵抗性」

もし過食がもたらすのが過体重と肥満だけなら、私たちはそれほど気にするだろうか？　たしかに余分な肉がつくのは嫌なものだし、関節をきしませるが、命を危険にさらすわけではない。

だが、残念ながら〝余分な肉〟は、過食がもたらす結果の中では最も些細なものだ。**最も深刻な結果は「インスリン抵抗性」だ。それは私たちの3人に1人の命を奪う。**

私たちは75年以上前から、2型糖尿病患者の多くは肥満か過体重であることを知っていた。また、75年以上前から、肥満や過体重の人の多くが糖尿病になることも知っていた。

それに、45年以上前から、２型糖尿病患者のような肥満の人は、血中のインスリン濃度が高いことも知っていた。

だが、奇妙なことに今日に至るまで、インスリン抵抗性とは何たるかを知っている人はほとんどいない。しかしインスリン抵抗性による死亡率は、１３４６年から53年にかけて流行した腺ペスト（※３種類あるペストのうちの一つ）の死亡率に比肩する。スピードはペスト菌に及ばないが、インスリン抵抗性は確実に人を死に追いやる。それは現代のペストなのだ。

それにしても「インスリン抵抗性」という言葉はわかりにくい。こんなあいまいなものが、本当に重大な病気の原因なのだろうか。

英国ドラマ『ブライズヘッドふたたび』（※カトリック貴族の一家が滅びゆく姿を描いた話）の中で、愛人カーラがマーチメイン侯爵について、「〝心臓に関する何か長い名前のもの〟のせいで死にかかっている」という台詞があるが、同様に私たちの多くは、何かよくわからないもののせいで死ぬのだろう。それは昔も同じで、かつてペスト菌のような細菌はあいまいな存在で、パストゥールは目に見えない小さな菌が人間を殺すほどの病気を引き起こすことを人々に悟らせるのに苦労した。

同じように現代人は、**インスリン抵抗性が危険だということを悟らなければならない。**

さらには、朝食用シリアルやオレンジジュースが殺菌されていない牛乳と同じくらい危険であることを悟るべきだ。それがわかってようやく健康について、飛躍的な進歩を遂げることができるのだ。

●インスリン抵抗性を招くメカニズム

この現代の疫病を理解する鍵は、過食すると（とりわけ、炭水化物をとり過ぎると）、インスリンの血中濃度が高まることにある。

ここで問題が生じる。インスリンはグルコースと同じく水溶性の分子なので、脂肪からなる細胞膜を通過できない。その問題を解決しないことには、インスリンはグルコース吸収などの細胞機能を調節することができないのだ。

その解決方法として、インスリンは細胞膜の表面にある特別な受容体と結合する。インスリンと結合した**受容体は、細胞内部にメッセージを送る。細胞はそのメッセージを受けて、グルコースチャネルを開いたり、グルコースを代謝するそのほかのメカニズムを活性化したりする。**

しかし、ここでまた新たな問題が生じる。そのことがあまたの死と障害を引き起こす。その問題とは、**受容体はインスリンの刺激を過剰に受け続けると、インスリンに反応しにくくなる**ことだ。まるで、過剰な刺激から細胞を守るために、受容体がストライキを始めたかのようだ。子どもがしょっちゅう親に怒られていると、親の叱責を無視するようになるが、それと同じようなことがインスリンに対して起こるのだ。

テキサス糖尿病研究所のラルフ・デフロンゾは、インスリン値が高い状態が長く続くと、それが正常値の上限というそこそこの高さであっても、細胞はすぐ反応して抵抗性を持つようになることを明らかにした。細胞はストライキを決行し、インスリンの怒鳴り声を無視するのだ。

理想を言えば、これらのインスリン受容体の所有者（あなたや私）は、食事量を減らしてストライキに対抗すればよい。実際、過食者の脂肪細胞はレプチンと呼ばれる食欲抑制ホルモンを分泌する（レプチンは「やせている」を意味するギリシャ語leptosに由来する）。けれども、誰もが知っているように、私たちは体の食欲を満たすためだけに食べるわけではない。社交上の食欲や、心理的な食欲を満たすためにも食べる。レプチンの効果が、社会的な刺激に圧倒されることも少なくないのだ。

そうした事情から過食し続けると、ランゲルハンス島は受容体のストライキに対抗するために、さらに多くのインスリンを分泌する。そのおかげで少なくとも初めのうちは血糖値が下がるだろう。しかし、ランゲルハンス島が血糖値を下げようとし続けた結果、過食者はインスリン抵抗性への道を歩み始めるのだ。

インスリンとインスリン抵抗性の戦いの様子をまとめると、次のようになる。

①食べ過ぎる（とりわけ炭水化物）
↓
②過剰なグルコースが血中に入る
↓
③過剰なインスリンが血中に分泌される
↓
④当初、そのインスリンは過剰なグルコースを細胞に押し込む
↓
⑤しかし、高いインスリン値が細胞のインスリン抵抗性を招く
↓
⑥ランゲルハンス島からさらに多くのインスリンが分泌され、少なくとも初めのうちは細胞のインスリン抵抗性に打ち勝つ。したがって、血糖値は正常に保たれる

●インスリンはなぜ反逆者となるのか

最終的には人を死に追いやるインスリン抵抗性だが、人体は愚かではない。インスリン抵抗性が進化したのは生物学的に見て、それが有益だったからだ。ある著名な糖尿病学者の言葉によると「インスリン抵抗性が生じると、インスリンの作用のうち、グルコースを輸送する働きは阻害されるが、脂肪分解を抑制する働きは比較的保存されるため、脂肪は維持され、あるいは増加する」のだ。

つまりこういうことだ。私たちは「ごちそう」と「飢え」を繰り返すなかで進化してきた。そのため、**ごちそうにありついたときにはインスリン抵抗性が生じて、過剰なグルコースを脂肪として蓄積しやすくした。**生物学的観点から見れば、理にかなっている。しかし問題は、もはや飢えを経験しなくなった世界で、相変わらずインスリン抵抗性が生じることなのだ。

血中のインスリン濃度が高まると、インスリン抵抗性が高くなる。その結果、血中インスリン濃度がさらに高まり、そのせいでインスリン抵抗性がさらに高くなるという悪循環を引き起こす。こうしてインスリン抵抗性はますます高くなり、ついには血中のグルコース濃度を下げることができなくなる。そのため、私たちはインスリン抵抗性への道に第7段階を加えることになる。

⑦インスリン濃度が非常に高まると、細胞はインスリン抵抗性をさらに増し、その結果、血中のグルコースレベルが上昇し始める

この状態は**「糖尿病予備軍（prediabetes）」**と呼ばれる。その名前から「糖尿病になる前段階」の印象を受けがちだが、そうではない。**糖尿病予備軍はすでにインスリン抵抗性が高くなった状態であり、体内に「静かなる殺人者」を飼っている**のだ。

糖尿病予備軍は非常に多い。２０１２年のアメリカの成人の37％（８６００万人超）、65歳以上では51％が該当し、２０１１年の英国でも人口の35％が、40歳以上に限れば49％が糖尿病予備軍だった。２００３年の英国の糖尿病予備軍の割合は人口の12％だったため、増加のスピードではアメリカより速い。さらに深刻なのは中国で、成人の50・１％が糖尿病予備軍である。

ただし、**糖尿病予備軍の人が必ずしも2型糖尿病に進行するわけではない。2型糖尿病とは、ただインスリン抵抗性が高いだけでなく、ランゲルハンス島が壊れかけている病気**である。

ランゲルハンス島が丈夫な人は、糖尿病予備軍の状態でとどまることができるようだが、遺伝的にそれが脆弱な人は、インスリン抵抗性から2型糖尿病を発症する。

感受性の強い人が2型糖尿病を発症するのは、一般にインスリン抵抗性が生じてから10年から20年と過食を続けてからだ。彼らのランゲルハンス島は懸命に戦い、血中に大量のインスリンを放出するが、ついには壊れてインスリンレベルが下がり始める。すると、血中のグルコースは増え続け、血糖値が上昇して糖尿病の域に達する。

そういうわけで残念ながら、インスリン抵抗性の道に最終段階を加えなければならない。

⑧ランゲルハンス島が消耗しはじめると、分泌されるインスリンが減少し、血糖値が糖尿病のレベルに達する

しかし、忘れないでほしいのは、糖尿病患者にとって血糖値の上昇は危険だが、インスリン抵抗性の上昇と糖尿病予備軍はすでに極めて危険な状態であり、まさにそれが人を殺すことだ。

2型糖尿病の発症について

インスリン抵抗性は朝食をとることで悪化するので、本書のテーマの一部だ。だが、2型糖尿病は本書の主要なテーマではないので、ここではその基本事項を述べるにとどめたい。

〔2型糖尿病の原因は？〕

2型糖尿病は遺伝性疾患であることがわかっている。しかし、それが過食によって引き起こされるのも事実だ。では、過食はどのように作用するのだろう？

過食と2型糖尿病の関係は喫煙と肺がんのようなものだ。喫煙しなければ肺がんになる可能性は低く、同様に過食しなければ、2型糖尿病を発症する可能性は極めて低い。とはいえ、喫煙する人の全員が肺がんを発症するわけではないのと同じように、過食する人の全員が2型糖尿病を発症するわけでもない。遺伝形質が影響するのだ。

少なくとも**40にのぼる遺伝子が2型糖尿病を刺激する**ことが知られている。ただし、それらがどのように2型糖尿病を発症させるかは不明だ。ただ、少なくとも3つの要素に遺伝的傾向が見られることがわかっている。それは「インスリン抵抗性」「ランゲルハンス島の機能障害」「膵臓脂肪」である。

〔遺伝性のインスリン抵抗性について〕

2003年にストラズコウスキ率いるポーランドの研究チームが、ある遺伝性の欠陥を発見した。チームは34人のやせた健康な人を被験者とした。そのうち17人には2型糖尿病の近親者がいて、残り17人にはそのような近親者はいなかった。どちらのグループも「空腹時の血糖値」「HbA1c」「グルコース負荷試験」のいずれも正常値だった。

したがって、医師による通常の診察では、全員が健康と診断されるはずだ。しかし、チームは血中インスリン濃度に注目した。すると、**糖尿病の近親者を持つグループのインスリン濃度は著しく高かった。**つまり、彼らは生まれながらにインスリン抵抗性を備えているのだ。したがって、おそらく少々過食しただけで糖尿病予備軍になる。そして、そこから本物の糖尿病になるのだ。

〔ランゲルハンス島の機能障害について〕

別の遺伝子はランゲルハンス島の機能障害を導く。ラルフ・デフロンゾが**健康な被験者に遊離脂肪酸を注入したところ、2型糖尿病の近親者のいない人はインスリン値が上がったが、いる人のインスリン値は下がった。**

したがって、2型糖尿病患者のランゲルハンス島は、遺伝的に遊離脂肪酸（およびグルコース）の増加によって損傷を受けやすいと考えられる。

現在では、ランゲルハンス島の「消耗」ではなく、「脂肪毒性」と「糖毒性」が語られるが、それらはランゲルハンス島が遊離脂肪酸またはグルコースによって損傷したことを意味する。

〔膵臓脂肪〕

腹部脂肪細胞は、食料がない時期に備えて脂肪を貯めておくのに最適な場所だ。そこに蓄積された脂肪は、飢餓の時期には血中に放出され、重要な代謝組織である肝臓のエネルギー源になる。

しかし、このシステムが太鼓腹という現代の流行病を招いた。2015年に英国ニューカッスル・アポン・タイン大学のロイ・テイラーは、**腹部に脂肪を蓄積している人は往々にして、膵臓（もちろん腹部にある）にも脂肪を蓄積**するため、2型糖尿病を発症しやすいことを突き止めた。

しかしダイエットして減量すれば、余分な膵臓脂肪は消え、糖尿病も改善する。このことから、膵臓脂肪は2型糖尿病の原因になっていると考えられる。

〔最後に〕

ストラズコウスキ、デフロンゾ、テイラーはそれぞれ2型糖尿病の理解の進歩に貢献した。そして現在の課題は、彼らの研究を一つの統一理論にまとめることだ。

Chapter 8

なぜ朝、糖尿病の人は高血糖になるのか?

血糖値の上昇にインスリンが深く関与していることについてはお話ししたが、糖尿病患者の血糖値が深夜から早朝にかけて上昇するメカニズムについてはまだ説明していない。ここではその謎を解き明かそう。

1

糖尿病と糖尿病予備軍の定義を正しく理解する

●「空腹時」と「食後」の血糖値

前のチャプターの終わりで、糖尿病予備軍はすでにインスリン抵抗性が高くなった状態で、体内に「静かなる殺人者」を飼っているに等しいとお話しした。血糖値が高くなくても、インスリン抵抗性が高いと危険なため、日常的な診療でインスリン抵抗性を測定できるといいのだが、その測定は複雑なので、通常は研究者しか行なわない。

しかし、糖尿予備軍と糖尿病はたいてい血糖値だけで診断でき、インスリン抵抗性も血糖値と病歴を注意深く解釈すれば推定できる。

では、糖尿病等の診断は具体的にどのように行なわれるのか見ていこう。本書のテーマである朝食の話からは少し離れるが、ここまで見てきたように糖尿病および糖尿予備軍に該当する人は非常に多く、また最も朝食が脅威になる人たちでもある。診断方法を知ることで、血糖値の管理の大切さ、ひいては朝食を抜くことの必要性の理解も進むだろう。

初めに再確認すると、糖尿病は血中のグルコース濃度が高くなる病気である。高いかどうかを知るには、正常なグルコース濃度を知っておかなければならない。**血糖値は食後に高くなるため、診断においては「空腹時の血糖値」と「食後の血糖値」の2つを測定**する。

①空腹時の血糖値

まず空腹時血糖値を医師が調べる場合、一般に朝早くに調べる。なぜなら、夜間は長時間、何も食べないので、食事の影響を排除できるからだ。

ところで、従来、**医学上の「正常値」は、健康な人の95%が含まれる範囲（基準範囲）**と定義されている。そして多くの所見から、空腹時血糖値の基準範囲は70・2〜99mg／dlとされる。この数字は米国糖尿病学会が出したものだ（リチャード・ドネリー、ルーディー・ヒラス著『糖尿病ハンドブック（Handbook of Diabetes）』第4版による※日本の基準については242ページの図8－1参照）。

私は末梢血の血糖値を示したが、これは家庭で指先挿入式の血糖値測定器で測るタイプのものだ。だが専門家は、注射器で静脈から採取した静脈血で血糖値を調べる。そして以上2つの方法による正常値は少々異なるが、その差は小さい。

②食後の血糖値[1]

血糖値は食後に上がる。当然ながら、実際の食事はそれぞれ内容が異なるが、経口ブドウ糖負荷試験（ＯＧＴＴ）では**標準的な「食事」として、標準的な量のブドウ糖（グルコース）を投与**する。

「負荷試験」と聞くと、食物アレルギー検査のようだが、糖尿病をグルコース不耐性の病気と考えれば納得がいくはずだ。もし権威者がそれを知っていれば、大量の炭水化物をとりなさいというような時代遅れの忠告を出すことにはならなかっただろう。

ブドウ糖負荷試験では、被験者はひと晩何も食べずに過ごし、翌朝、飲み物だけ（たいてい、グルコース75グラム入りのルコゼード（※スポーツドリンク）（３９４ml）を与えられる。[2] それを飲んだ後、血糖値が上昇するが、健康な人では2時間以内に１４０・５mg／dl以下に下がる。[3]

●糖尿病の診断にはグレーゾーンが存在する

ここで一種の哲学問答が必要になる。「糖尿病とは何か？」である。

もし糖尿病が若い人に見られる1型だけなら、このような問答は不要だ。若い人は血糖値が正常か異常かのどちらかで、異常な人はのどの渇きや頻尿あるいは体重の減少に気づいて病院を訪れ、検査の結果、血糖値が極めて高いことが判明する。最初の2、3カ月（インスリンを分泌する細胞がまだ残っていて、血糖値は壊滅的レベルに達しない）は別として、1型糖尿病にグレーゾーンは存在しない。

しかし現実には、糖尿病の大半は2型で、糖尿病予備軍の人は驚くほど多い。すなわち、**グレーゾーンが存在し、正常値の範囲から外れた多くの人がそこに含まれる**のだ。では、彼らはみんな糖尿病なのか？　奇妙なことにそうではない。

糖尿病の定義は、繰り返しになるが「血中のグルコース濃度、つまり血糖値が高い病気」である。そしてグルコースは極めて危険だ。インスリン抵抗性はいくつもの問題をもたらすが、なかでも**深刻なのは、血中にあふれるグルコースがもたらす、糖尿病に特有の合併症である。それらはグリケーション（糖化）**と呼ばれる化学反応の産物だ。

●合併症の恐怖――「失明」「腎不全」「肢切断」

食パンをトーストする、チキンをローストする、あるいはジャガイモを揚げると、それぞれ表面が褐色になるが、これは食品に含まれる糖分とタンパク質が結合して、褐色の物質になるからだ。グリケーション（糖化）と呼ばれるこのプロセスは、糖とタンパク質がつながると必ず起きるが、調理の熱によって大幅に加速する。

しかし、体温くらいの低温でも、糖が多ければ、このプロセスは加速する。たとえば血液は糖とタンパク質が渦巻く大樽であり、確実に糖化を招く。よく知られるＨｂＡ１ｃテスト（ヘモグロビンＡ１ｃテスト）は、グルコースがヘモグロビンなどの血中のタンパク質と結びつく性質を利用する。

糖化のスピードは血中のグルコースの濃度で決まり、ＨｂＡ１ｃの数値によって、その人が血中のグルコース濃度（血糖値）をうまくコントロールできているかどうかがわかる。血中のグルコースが多いほど、ＨｂＡ１ｃの値は高くなる。

では、なぜ糖化が問題なのか？　言い換えれば、血糖値が高いとなぜいけないのだろうか？

糖尿病の１型も２型も、毛細血管の損傷による合併症を特徴とする（大血管の損傷はインスリンの領域であり、毛細血管の損傷はグルコースの領域だ）。毛細血管の合併症には、以下のものが含まれる。

①**失明**（英国では平均で1年に１２８０人が糖尿病のせいで失明している。労働年齢の成人の失明をもたらす最大の原因は糖尿病である）

②腎不全（2型糖尿病患者の11％が腎不全によって死亡する）
③肢切断（英国では糖尿病による肢の切断が、1週間に100件起きている）

これらのおそろしい合併症につながる毛細血管の損傷は、血中の過剰なグルコースがもたらす糖化が原因だ。

つまり、血中のグルコースが増えることは有害なのだ。

●糖尿病と糖尿病予備軍の診断基準

糖尿病の診断において、医師たちは、血糖値がどのくらいまで上がると、この病気に特有の合併症が起きるかを、明らかにしようとしてきた。そして、数量化が比較的容易だという理由から、参照する合併症として目の損傷を選んだ。

①糖尿病の基準値

糖尿病歴の長い患者の観察から、**目の損傷が始まるのは空腹時血糖値が常に108mg／dlを超す**ようになってからだということがわかった。こうして、この108mg／dlを糖尿病の診断基準にするという国際的合意が生まれた[4]。

図8-1　糖尿病と糖尿病予備軍の診断基準

判定区分	空腹時 血糖値	ブドウ糖75g 摂取後2時間の血糖値
正常値	100.8mg/dl未満 （※正常値:110mg/dl未満）	140.5mg/dl未満 （※140mg/dl未満）
糖尿病予備軍	100.8mg/dl～108.8mg/dl （※110～125mg/dl）	140.5～198mg/dl （※140～199mg/dl）
糖尿病	108.9mg/dl～ （※126mg/dl～）	198.1mg/dl～ （※200mg/dl～）

※カッコ内の数値は現在の日本の基準（編者作成）

同様に糖尿病は食後の急激な血糖値上昇を特徴とする。そしてやはり糖尿病歴の長い患者の観察から、**食事の2時間後の血糖値が常に198mg/dlを超す**ようになると、合併症が起きることがわかった。

②糖尿病予備軍の診断基準

健康な人の95%が示す血糖値を正常な範囲とし、目の合併症と関連づけられる空腹時および食事の2時間後の血糖値から糖尿病を診断するとしたら、**正常な数値と糖尿病の数値の間には、糖尿病予備軍という名のギャップ**がある。これを図8－1に示した。なお、ランダムに調べた血糖値（1日のうちの特定の時間ではなく、食べ物にも注意せずに調べた値）が198mg/dlを超す人はおそらく糖尿病だ。より詳しい検査

図8-2　HbA1c値による診断基準

判定区分	基準値
正常値	6.1%未満 (※正常値:6.0%未満)
糖尿病予備軍	6.1〜6.6%以下 (※6.0〜6.4%)
糖尿病	6.6%超 (※6.5%以上)

※カッコ内の数値は現在の日本の基準(編者作成)

なお、日本糖尿病学会では目標値として、以下を挙げている。
① 6.0%未満:血糖値の正常化を目指す目標値
② 7.0%未満:合併症を予防するための目標値
③ 8.0%未満:治療を強化することが困難な場合の目標値

が必要になるだろう。

③HbA1cによる診断

最後に、ヘモグロビンの糖化、すなわちHbA1c値で糖尿病を調べることもできる。ヘモグロビンは何カ月にもわたって血流を循環するため、グリコヘモグロビン(糖化ヘモグロビン)である**HbA1cを調べれば、その数カ月間の血糖値の平均値がわかる**のだ。HbA1c値による診断の基準は図8-2のとおり。

以上の定義を理解し、それを武器として、朝食がいかに危険であるかを解明していこう。

2 糖尿病の人の「暁現象」を解明する

●概日リズムとホルモン

すでにお話ししたように、血糖値は深夜から早朝にかけて上昇する。そのため、特に糖尿病の人にとっての朝食は凶器と化す。では、なぜこうした「暁現象」が起こるのだろう。その原因となる2つのメカニズムについて見ていこう。

まず1つは、コルチゾールだ。

誰もが知るように、私たちは概日《がいじつ》リズム（※体内時計）の影響を受けている（概日リズムcircadianのcircaはラテン語の「周る」、dianは「日」を意味する）。そのため、食事時間と体のリズムは必ずしも同調しない。

図8-3　メラトニンとコルチゾールの概日リズム

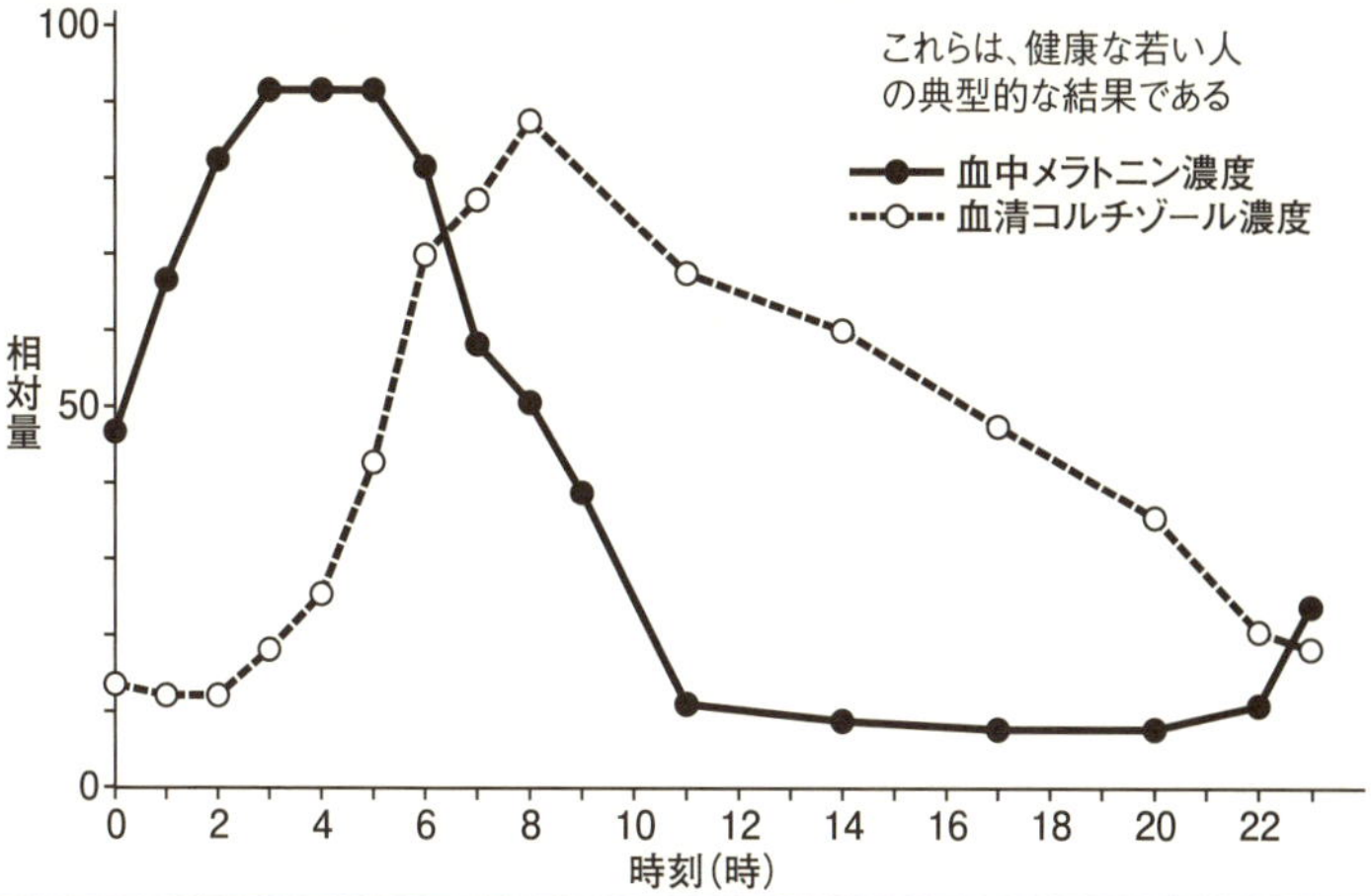

　また、周知のとおり、概日リズムは明・暗のサイクルによって動いている。目とつながった特別な脳細胞が日の出と日没を認識し、脳の脳下垂体や松果体を刺激して、ホルモンを周期的に分泌させる。それらのホルモンの働きにより、人体の遺伝子の10％以上が24時間周期で発現（※DNAの情報を読み込んで、タンパク質を作り出すこと）の増減を繰り返している。

　図8－3は、**その2つの重要なホルモンの血中濃度が、24時間サイクルで大きく変化する**ことを示している。

　典型的な日周ホルモン（※24時間サイクルをもつホルモン）はメラトニンだ。このホルモンは脳の基底部にある松果体から分泌される。デカルトは松果体を魂の居場所と見なしていたが、現在では、松果体は概日オーケストラの指揮者であり、松果体によるメラトニン分泌が概日リズムの大半を導くことがわかっている。

血中のメラトニンは、日中は微量だが、夜間に増え始め、午前2時から4時にかけてその量はピークに達する。メラトニンの重要性は時差ぼけを正す効果によって実証されている。世界で最も権威ある診療監査組織コクランの言葉を借りれば、「（経口摂取する）メラトニンは時差ぼけの防止あるいは軽減に著しく効果があり、（中略）5つ以上の時差帯を横断して飛行する成人の旅行者に推奨される」ほどだ。

●覚醒ホルモン「コルチゾール」の副作用

糖尿病患者の朝食とメラトニンとの間には、直接的な関係はない。しかし、別の日周ホルモンであるコルチゾールとは関係がある。コルチゾールは「覚醒」ホルモンで、その血中濃度は早朝に上昇して目覚めを促し、夜には下がって就寝を促す。

もし、コルチゾールの働きが、このように私たちを覚醒させるだけなら、朝食はより安全な食事になっていたはずだ。しかし、**コルチゾールには第2の機能がある。それは「闘争・逃走反応」の折に分泌されて、私たちの生存を助ける**ことだ。

もしサーベルタイガーや敵の部族に襲われたら、私たちは覚醒しなければならない。そこで、血中にコルチゾールが分泌される。その時、コルチゾールは私たちを覚醒させるだけでなく血糖値も上げる。なぜなら、闘争または逃走するとき、筋肉はグルコースを迅速に燃焼させせなければならず、大量のグルコースが必要とされるからだ。

そこで**コルチゾールはインスリン抵抗性を引き起こす。**インスリン抵抗性はインスリンを無力化して、血中のグルコースを増やす。その結果、筋肉は緊急時の燃料として、グルコースを存分に使えるようになるのだ。しかし、コルチゾールは本来、朝に多く分泌されるものなので、朝の私たちは体のインスリン抵抗性が高くなっている。

午前中に血糖値を上昇させるコルチゾールの性質が、有益なものとして進化に選ばれたのか、それともコルチゾールの闘争・逃走ホルモンという役割の副産物にすぎないのかははっきりしないが、いずれにせよ、午前中にインスリン抵抗性が高くなるのは確かだ。

こうした朝の過剰なコルチゾールのせいで、2型糖尿病患者は午前中の血糖値が高くなる「暁現象」に見舞われる。**健康な人の血糖値は夜の間に下がり、低いまま朝を迎えるが、2型糖尿病患者の血糖値は明け方に向かって上昇**するのだ。チャプター1で紹介したクリスチャンセンの実験で、健康な人の午前中の血糖値が72〜90mg／dlであるのに対して、2型糖尿病患者の起床時の血糖値が126mg／dlだったのは、そのためだ。

●遊離脂肪酸が招く負のスパイラル

重要なこととして、**2型糖尿病患者の暁現象の程度は糖尿病の重症度と相関**する。英国ペナースの糖尿病研究ユニットの研究では、軽度の糖尿病患者（HbA1c7・3％以下）の起床時血糖は126㎎／dl（朝食後は207㎎／dl）で、重度の糖尿病患者（HbA1c8％以上）の起床時血糖は180㎎／dl（朝食後は270㎎／dlまで上昇）だった。

では、なぜ2型糖尿病の朝の血糖値は糖尿病の重症度と相関するのだろう？

その答えの一つは、**糖尿病患者の体内では、遊離脂肪酸が血中に多く放出され、それが午前中の血糖値をさらに押し上げる**からだ。少し話が長くなるがそのメカニズムは以下のようなものだ。

誰もが知るように、グルコースは体の主要な燃料だ。それは炭水化物から生じて、血中を自由に循環し、体の組織によって容易に酸化される。だが、問題はその貯蔵方法にある。

グルコースは水溶性なので、そのままでは蓄えられない。それに水溶液の状態では、細胞のエネルギー源としては、ほんの2、3秒しかもたない。燃料として蓄えるには、高密度の個体にする必要があるのだ。

そのため、グルコースはグリコーゲン（※多数のグルコース分子が結合した高分子）の形で貯蔵される。グリコーゲンは「動物デンプン」とも呼ばれるが、それは植物性のデンプン（一般的なデンプン）と同様に、化学的に結合したグルコースの長い鎖からなるからだ。しかし、じつは貯蔵用の燃料としては粗悪品である。

というのも、炭水化物であるグリコーゲンの構成単位はCH_2Oで、すでにCにH_2Oが付加して水和している（そもそも「炭水化物」は、「炭素」が「水和」したという意味である）。そのため、酸化によるエネルギーは$C \rightarrow CO_2$（二酸化炭素）だけからもたらされる。Hがすでに酸化しているため、$H \rightarrow H_2O$の酸化は起こらないのだ。

また、グリコーゲンの親水性の高さも問題となる。グリコーゲン分子は水に溶けるには大き過ぎるため、グリコーゲン顆粒として細胞内に蓄えられる。しかし、構成要素のグルコースの親水性が高いため、水の分子がグリコーゲン分子に入り込む。そのため、燃料としては役立たない水がグリコーゲン顆粒の大半を占め、さらに水は重量があるため、**体はグリコーゲン顆粒を2、3時間分しか備蓄できない**のだ（ほとんどは肝臓の細胞に蓄えられる）。

一方、脂肪は、備蓄燃料として優れている。脂肪の構成単位はCH_2なので、$C \rightarrow CO_2$だけでなく、$H \rightarrow H_2O$という酸化からもエネルギーを得られるし、親水性もないため、貯蔵にあたって、水膨れすることもない。

これらの理由から、体がエネルギーの貯蔵用に脂肪を優先するのは理にかなっているといえる。それゆえ、私たちはグリコーゲンを900キロカロリー程度しか蓄えないのに、脂肪は中性脂肪の形で最大12万キロカロリーも蓄えることができるのだ。

だが、ここで問題が生じる。脂肪が貯蔵所から放出されるとき、当然ながらそれはグルコースとしてではなく、脂肪として放出される。具体的には「遊離脂肪酸」という形をとる。したがって、体の組織は2つの異なるエネルギー源を酸化しなければならない。

・食後は、内臓から送られてくるグルコースを酸化する

・空腹時は、脂肪の貯蔵所から送られてくる遊離脂肪酸を酸化する

これらの酸化は、以下の4段階のプロセスを踏んで行なわれる。

①食べた物を消化している時には、グルコースが内臓から血流に流れ込む。ランゲルハンス島がそれを察知し、インスリンを分泌する。細胞はそのインスリンに助けられてグルコースを取り込み、酸化する

←

②消化が終わると（4時間から6時間かかる）、内臓からグルコースは流れ込まなくなる。そのため、血糖値が下がる。それをランゲルハンス島が察知して、インスリンの

分泌を減らす

↓

③このインスリンの血中濃度の低下がシグナルとなって、肝臓はグリコーゲンを分解し始め、生じたグルコースを血流に放出する

↓

④だが、肝臓に貯蔵されているグリコーゲンは2、3時間しかもたない（とりわけ就寝中は何も食べないため、朝までに肝臓のグリコーゲンの大半は消費される）。グリコーゲンが使い果たされると、インスリンの血中濃度はさらに下がり、それが第2のシグナルとなって脂肪に働きかけ、遊離脂肪酸を血流に放出させる

合理的な世界では、空腹の体はまずグリコーゲン由来のグルコースを使い、肝臓に貯蔵されたグリコーゲンを使い果たした後、遊離脂肪酸の酸化に切り替えるだろう。だが、人体はそれほど合理的にはできておらず、体のほかの部分が遊離脂肪酸の酸化に切り替えた後も、脳はグルコースを酸化し続けようとする。その理由はわかっていないが、この謎には結果が伴う。空腹時、血流は細胞に2種類の燃料を運ぶことになる。つまり、脳細胞のためのグルコースと、脳以外の細胞のための遊離脂肪酸である。

だが、単に2種類の燃料を運ぶだけでは、脳以外の細胞（体細胞）が、脳細胞のためのグルコースを消費してしまう恐れがある。それを防ぐために、体細胞はあるシグナルを受けて、血流中にグルコースと遊離脂肪酸があるときは、遊離脂肪酸だけを消費して、グルコースを脳細胞のために残しておくようになっている。

では、いったい何が体細胞に、遊離脂肪酸だけを消費するように合図しているのだろう？　じつは遊離脂肪酸そのものなのだ。

ここで、ようやく朝食と暁現象の話に戻る。

遊離脂肪酸はほぼ常に、細胞の「グルコース抵抗性」と「インスリン抵抗性」を引き起こす。

遊離脂肪酸が放出されるのは、私たちが絶食しているときなので、当然ながら、その血中濃度は朝食をとる前に最高値になる。したがって、遊離脂肪酸が引き起こすインスリン抵抗性も朝食前に最高値になる。そして、このインスリン抵抗性がコルチゾールの血糖値を上げる効果を強化する。

おわかりいただけたであろうか。このように**朝には、血中のコルチゾールと遊離脂肪酸量がピークになるため、健康な人でさえ血糖値は高くなる。**その時、健康な人はインスリン抵抗性が高くなるのに合わせて、インスリンの分泌量が増えるが、2型糖尿病の人は血糖値を十分下げるほどには、インスリンが分泌されない。

しかも2型糖尿病では、インスリン抵抗性が高いせいで、脂肪細胞のインスリンへの反応が弱いため、脂肪細胞はより多くの遊離脂肪酸を放出し、それがインスリン抵抗性をさらに高め、その結果、血糖値がますます高くなるという悪循環を招く。これが朝食で起きていることだ。

では、どうすればよいだろう? 答えは簡単だ。**2型糖尿病患者は朝食を抜けばいい**のだ。昼食時までに、暁現象で増えたコルチゾールは減るだろうし、遊離脂肪酸はいぜん多いとしても、インスリンが越えるべきハードルはそれだけだ。そして、実験による検証により、効果は明らかだ。2型糖尿病においてインスリンは、朝食時の2つのハードルより、昼食時の1つのハードルのほうが越えやすいのである。

3

1日の初めの食事は絶えず危険

●最初と2番目の食事現象

生化学者は1世紀近く前から朝食が危険だと警告してきた。もっとも、残念ながら彼らは、はっきり危険だとは言わなかった。1921年と1922年を振り返ると、[5]ドイツの研究誌に「2番めの食事」について語る論文が2つ掲載された。いずれも、1日の最初の食事より、2番めの食事のほうが安全だと主張した。どういう意味だろう？

まず、1日の最初の食事とは、夜間の絶食を終える食事で、2番めの食事は最初の食事から数時間後にとる食事だ。

つまり、1日3食で、朝食、昼食、夕食をとる場合、最初の食事が朝食で、2番めの食事が昼食、3番めの食事が夕食ということになる。一方、私のように1日2食で、昼食と夕食をとる場合は、昼食が最初の食事、夕食が2番めの食事となる。

前出の論文では、2人のドイツ人研究者が、1日の2番めの食事は最初の食事より安全であることを証明した。つまり、**同じ量のグルコースを摂取しても、血糖値の上昇は最初の食事の後より、2番めの食事の後のほうが緩やか**なのだ（別の言い方をすれば、最初の食事の後の血糖値は、2番めの食事の後の血糖値より高くなる）。この調査結果を2人は「2番めの食事現象」と呼んだ。それは彼らが「2番めの食事」ではグルコース感受性（糖を代謝する能力）が高まっていることに驚いたからだ。

だが、朝食を研究する人々なら、それを「最初の食事現象」と呼んだだろう。なぜなら彼らは、最初の食事ではグルコース抵抗性が高いことに注目するからだ。妥協するなら、「最初と2番めの食事現象」である。

この現象が概日リズムとは関係ないことに注意してもらいたい。一般に1日の最初の食事は朝食だが、私は朝食を抜くので昼食が最初の食事だ。それは昼間に食べても、最初の食事としてグルコースに反応する。なぜなら、コルチゾールのピークはとっくに過ぎているが、絶食のせいで増えた遊離脂肪酸の影響で、グルコース抵抗性とインスリン抵抗性が起きるからだ。

しかし、昼食を2番めの食事として、つまり朝食の後で食べるのであれば、朝食をとったことで放出されたインスリンのせいで、昼食前の遊離脂肪酸の値は低く、結果として昼食後の血糖値も低くなる。「最初と2番めの食事現象」は、健康な人にも2型糖尿病患者にも同様に見られる。

つまり、**100年近くにわたって、生化学者は1日のうちの「最初の食事」は危険であると警告し、大多数の人にとって最初の食事は朝食であることから、その危険性を示してきた**のだ。

Chapter 9

朝食は静かな殺し屋を殺せるか？

朝食は朝にとる食事だから危険なだけでなく、通常、炭水化物を多く含むので、いっそう危険である。炭水化物はメタボリックシンドロームを引き起こして、私たちの体に深刻なダメージを与える。

1

現代の伝染病
メタボリックシンドローム

●あなたを包囲する「静かな殺し屋」

カリフォルニア州、スタンフォード大学の内分泌学者、ジェラルド・リーベンが名高い講演『人間の疾患におけるインスリン抵抗性の役割』を行なったのは、1988年のことだった。出版されたその講演の内容は、1万3600回以上引用されてきた。

その講演でリーベンは、**インスリン抵抗性は、糖尿病、糖尿病予備軍、肥満を招くだけでなく、高血圧や血中脂質異常など、さまざまな疾患の原因になる**ことを示した。患者はそれらの疾患をいくつも併発することが多く、そうした疾患の集まりをリーベンは「シンドロームX」と名づけた。良い名前を思いつかなかったからだが[1]、現代ではそれを「メタボリックシンドローム」と呼んでいる。そのシンドロームには以下が含まれる。

①インスリン抵抗性（糖尿病予備軍や2型糖尿病につながる）
②腹部肥満（腹囲）
　男性 102センチ以上
　女性 88センチ以上
③高血圧 130／85㎜Hg以上
④HDLコレステロール
　男性 40㎎／dl以下
　女性 50㎎／dl以下
⑤中性脂肪 150㎎／dl以上
⑥炎症
⑦前血栓

メタボリックシンドロームの人が全員、以上の疾患のすべてを発症するわけではないが、いくつもの疾患を併発しがちだ（※日本のメタボリックシンドロームの診断基準は、「腹囲が男性85センチ以上、女性90センチ以上」で、かつ「血圧130／85㎜Hg以上」「空腹時血糖110㎎／dl以上」「中性脂肪150㎎／dl以上またはHDLコレステロール40㎎／dl未満」のいずれか2項目以上に該当すること）。

メタボリックシンドロームを軽く見てはいけない。言い古された表現だが、それは「流行病」であり、その大半が隠れているため、いっそう危険なのだ。リーベン自身は**メタボリックシンドロームを「静かな殺し屋」**と表現した。

このシンドロームはあまりにも多面的なので、医師によって定義が異なるが、国際糖尿病連合（IDF）の基準によれば、アメリカの白人の40％が該当する。だが、年齢分布が示す状況はもっと深刻だ。40歳代未満ではアメリカの白人の30％しか該当しないが、40歳から59歳ではその数字は44％に増え、60歳以上では59％に達するのだ。

これは2005年の数字であり、その後も数は増え続けている。そして多くの人は60歳より長生きするだろうから、白人の大半（おそらくアメリカなら白人の3分の2）はいずれメタボリックシンドロームを発症し、おそらくはそのせいで死ぬだろう。

さらに悲観される民族もいる。2005年の段階で60歳以上のメキシコ系アメリカ人の75％がメタボリックシンドロームだった。一方、より楽観できる集団もいて、同じく2005年に60歳以上のアフリカ系アメリカ人では55％しか該当しなかった。

では、このシンドロームの個々の要素を順に見ていこう。

●「腹部肥満」「高血圧」の原因もインスリン抵抗性

①インスリン抵抗性

説明は不要だろう。このシンドロームの根底にあるものだ。

②腹部肥満

専門家の中には腹部肥満をシンドロームの中心に置く人もいる。ある報告は「この疾患の特徴は、腹部脂肪組織の増加である」と述べる。

だが、**腹部肥満はインスリン抵抗性との相関性が高い**(ゆえに「糖尿肥満：diabesity＝diabetes+obesity」)という言葉が作られた)。したがって、糖尿病予備軍と腹部肥満のどちらがこのシンドロームの中心にあるかを論じる必要はない。両者は同時に生じるからだ。

③高血圧

現在、この症状は蔓延している。ヨーロッパ人の30～40%が高血圧で、その割合はアメリカでも同じだ。

高血圧の90～95%は、「本態性高血圧」だ。わかりにくい表現だが、本態性とは、「特に原因はない」という意味だ。高血圧の5～10％は「2次性高血圧」で、腎臓疾患などが原因だが、本態性高血圧はどこからともなく出現するらしい。

とはいえ、その原因あるいは原因に近いものはわかっている。それは、やはりインスリン抵抗性である。**本態性高血圧患者はインスリンレベルが高い**。そして血しょうインスリン値と血圧には、直接的な相関関係がある。したがって、インスリン抵抗性は本態性高血圧の原因だと考えられる。インスリンは一酸化窒素を介して血管を広げ、結果的に血圧を下げるが、インスリン抵抗性はこの過程を妨げるのだ。

先に述べたように、インスリン抵抗性は過剰なエネルギーを脂肪として蓄積させるので、適度なものであれば進化上プラスになるが、心血管疾患と死を招く高血圧に進化的利点があるとは、私には思えない。

おそらく、インスリン抵抗性と高血圧をつなげるのは脂肪だ。脂肪組織はアンジオテンシン2と呼ばれる化学物質を生成する。アンジオテンシン2は血管を収縮させて血圧を上昇させる。奇妙なことに、本来、脂肪組織には血液と酸素があまり供給されないので、脂肪組織はアンジオテンシン2を分泌して血圧を上げ、より多くの血液を自身に送り込もうとするらしい。これについてはさらなる研究が必要だ。

●必須の脂肪「コレステロール」「中性脂肪」の二面性

④コレステロール

コレステロールの塊は見かけも手触りもロウの塊に似ているが、どう見えようと、それが危険な物質であることを、今日では誰もが知っている。

とはいえ、それは体にとって必要不可欠な要素でもあり、細胞膜などの重要な構造の一部となっている。もし突然、体からコレステロールが消えたら、私たちは崩れてゼリー状になるだろう。**コレステロールは過剰になると危険だが、なくてはならない**ものなのだ。

アテローム性動脈硬化症では、血管がコレステロールまみれになっているため、蔓延し始めた1950年代初期には、血中コレステロールの増加が原因だと考えられていた。実際、1961年、有名なフラミンガム研究が、血中の総コレステロール値の上昇と心疾患の罹患率に相関のあることを示した。しかし、それに続く研究では、両者に緊密な相関関係を見いだすことはできなかった。

そこで研究の焦点は、**総コレステロールから、HDLコレステロールとLDLコレステロールへ**と移った。これらはいったい何だろう。

コレステロールの問題はあらゆる脂肪と同じく、それを血流でどうやって送るかにある。先に、脂肪が脂肪酸とコレステロールに分解されることについて述べたが、問題はその先だ。これらの脂肪はどのようにして血流を通って体のほかの部分に送られるのだろう。糖とアミノ酸は水溶性なので血液に溶け込むが、コレステロールと脂肪酸は油脂だ。

じつのところ、コレステロールのような脂肪は、「水嫌い」を克服するために、アポタンパク質と呼ばれる水溶性のタンパク質と結びつき、リポタンパク質となって血流を通っていく。なお、生化学では「油（oil）」「脂肪（fat）」「脂質（lipid）」は同じ意味で用いられ、「リポタンパク（lipoproteins）」は「オイリープロテイン（oilyproteins）」あるいは「脂肪タンパク（fattyproteins）」とも呼ばれる。

リポタンパク質の表面はアポタンパク質および化学物質で覆われているが、核には脂肪や油が含まれ、水分から保護されている。

そして、コレステロールに関連するリポタンパク質には少なくとも2つのタイプがある。高比重リポタンパク質（HDL）と低比重リポタンパク質（LDL）である。この2つの名称はじつに明快で、血液を遠心分離機にかけると、高比重リポタンパク質（HDL）は試験管の底に溜まるが、低比重リポタンパク質（LDL）はなかなか分離されず、やがて試験管の最上部へと移動する。

この2つの粒子の比重の違いは、脂肪核の違いのせいでもあるが、タンパク質の膜の違いも影響している。もっとも、生物学では比重の違いに意味はなく（体内に遠心分離機は

図9-1　リポタンパク質の仕組み

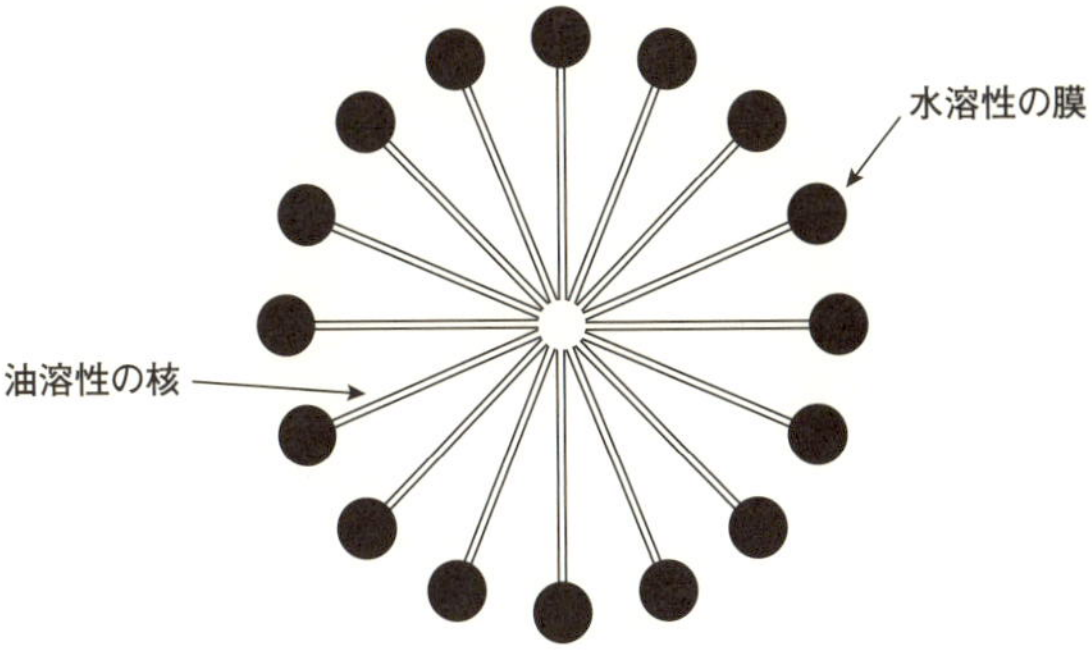

コレステロールは上図のようなリポタンパク質となって血流を通っていく。リポタンパク質の表面は水溶性のタンパク質（アポタンパク質）および化学物質で覆われているが、核には脂肪や油が含まれ、水分から保護されている。

ない）、実験の手段として利用しているにすぎない。

　この2種のリポタンパク質の機能は、比較的よく理解されている。LDLがコレステロールを肝臓から組織に運ぶ一方、HDLは過剰なコレステロールを肝臓に戻すのだ。

　そのことから、**LDLを「悪玉」（コレステロールを動脈に運ぶため）、HDLを「善玉」（コレステロールを動脈から肝臓に戻すため）**と呼ぶのが流行になっている。血中コレステロールのおよそ4分の3がLDLコレステロールで、残り4分の1がHDLコレステロールだ。**LDL：HDLの比率が3：1を超えると、心疾患のリスクが高く**なる。

　血中コレステロールの増加は西側諸国で

蔓延している。たとえば、２０１１年に米国疾病対策予防センターは、アメリカの成人の７１００万人（全体の33・5％）は、ＬＤＬコレステロール値が以前より高くなっていると報告した。

しかし、すべての調査が同じ発見をしているわけではない。過去数十年にわたって大規模な公衆衛生プログラムが実施され、加えて、スクリーニング検査や薬が普及したおかげで、人々のＬＤＬコレステロール値は下がりつつあるというのが大方の見方だ。

それでもなお、米国疾病対策予防センターの研究は、アテローム性動脈硬化症のリスクを抱える患者（冠動脈疾患や糖尿病の患者）のＬＤＬコレステロール値は上昇していると結論づけた。

だが、メタボリックシンドロームが心臓発作と脳卒中の主な原因なのは明らかだが、奇妙なことにメタボリックシンドロームになったからといって、血中の総コレステロール値やＬＤＬコレステロール値が上昇するわけではない。むしろ、その２つの値を上昇させるのは食物から摂取する飽和脂肪で、しかも、その上昇は心臓に害を及ぼさないらしい。

もっとも、メタボリックシンドロームは〝悪いタイプ〟のＬＤＬコレステロールを増やす。ＬＤＬにはいくつもの異なる形態があり、小さく酸化した形態のＬＤＬは、メタボリックシンドロームで増加し、アテローム性動脈硬化症を引き起こす。

まとめるとこういうことだ。

・食物に含まれる飽和脂肪はＬＤＬコレステロールの総量を増やす（しかし、それ自体は心臓にとっては無害なようだ）

・メタボリックシンドロームは悪いタイプのＬＤＬコレステロールを増やし、これは有害である

・さらに、メタボリックシンドロームではＨＤＬ値が下がり、そのことが動脈を含む末梢組織へのコレステロールの蓄積を促進する

⑤中性脂肪

中性脂肪の塊は見かけも手触りもバターに似ている。バターはまさに大半（80％）が中性脂肪からなり、残り20％は水だ。肉に含まれる脂肪も大半が中性脂肪だが、ほかのさまざまな脂肪も含まれる。

コレステロールと同じく、中性脂肪はアテローム性動脈硬化症患者の血中に高濃度で存在する。しかし、殺し屋となる中性脂肪は食物から吸収したものではなく、肝臓で作られたものらしい。それは超低密度リポタンパク質（ＶＬＤＬ）と呼ばれるリポタンパク質になって、肝臓から末梢組織に運ばれる。インスリン抵抗性は肝臓にこの超低密度リポタンパク質を過剰に作らせる。

加えて、米オハイオ州立大学のジェフ・ボレックは、食物に含まれる飽和脂肪酸が血しょう中の飽和脂肪酸を増やしているわけではないことを発見した。言い換えれば、どの脂肪を食べても、血中脂質のパターンは変わらないのだ。だが、炭水化物を多くとると、血中のパルミトレイン酸（不飽和脂肪酸の一種）が増える。パルミトレイン酸はインスリン抵抗性、心疾患、がんと関連がある。

これらが意味するのは、**食物に含まれる脂肪は私たちにとって危険ではないが、炭水化物は肝臓で脂肪に変わり、その脂肪には、私たちを死に至らせるパルミトレイン酸も含まれる**ということだ。

インスリン抵抗性によって引き起こされる危険な脂質変化は、2型糖尿病だけでなく、糖尿病予備軍にも見られる。1990年にテキサス州で行なわれた43人の糖尿病予備軍を対象とする研究では、不健康な血中脂質が見られた。

また、2002年にハーバード大学が行なった、中年で糖尿病予備軍の女性看護師6000人弱を対象とする研究では、彼女らは、健康な人よりも心臓発作を起こす確率がおよそ4倍高く、脳卒中を起こす確率が3倍高いことがわかった。

●「炎症」も「血栓」も過食がもたらす危険因子

⑥炎症

ここ数十年における最も重要な発見の一つは、炎症（ラテン語の「inflammo：点火する」が語源）が、インスリン抵抗性やアテローム性動脈硬化症だけでなく、がんやおそらくはアルツハイマー病も含む、多くの疾患の中心にあるということだ。

ローマ時代の学者、ケルスス（紀元前25年頃‐後50年頃）は炎症を、体組織が損傷した時の4段階（痛み、熱、発赤《はっせき》、腫れ）からなる反応として説明した。後に5段階目の反応（機能喪失）が加えられた。

この5つの反応のうち3つ（「熱」「発赤」「腫れ」）は、外傷や感染など外部からの原因で細胞が死に、その破片を片付けるために、局所の免疫細胞が活性化することで起こる。免疫細胞はより多くの免疫細胞を補充するために、化学物質を分泌して局所を流れる血液量を増やす。増えた血流は局所に熱を持たせ（組織は空気に触れて冷やされるが、血液は体温のままなので熱っぽく感じられる）、局所を赤くし（血液の色）、腫らす（血液の量が増えるため）。残り2つの反応（「痛み」と「機能喪失」）は、もともとの損傷に起因する。

ここまではよく知られている。だが偶然にも、内臓脂肪（腹部の脂肪）が、免疫器官の役割を果たしていることが明らかになった。**内臓脂肪は免疫器官として細菌などを排除するために、慢性的に炎症を起こしている**のだ。

メタボリックシンドロームの人の腹部の皮下脂肪には、脂肪細胞の2倍の数の免疫細胞

が存在する。脂肪細胞は大きく、免疫細胞は小さいので、免疫細胞があるせいで脂肪組織が3倍に膨らむわけではない。けれども、数で言えば、内臓脂肪の細胞の大半が免疫細胞なのは事実で、ゆえに内臓脂肪は炎症器官なのだ。

さらに驚くべきことに、**脂肪細胞は免疫系の一部となっている。**免疫・炎症細胞は血中に化学物質を分泌し、それがさらに多くの免疫・炎症細胞を活性化することがわかっているが、脂肪細胞もそうした化学物質を分泌することが明らかになった（「免疫細胞」と「炎症細胞」という用語を私が区別せずに用いるのは、両者が互いを活性化し、また互換性があるからだ）。

その理由については今もって謎だが、動物は総じて脂肪組織が免疫につながっているようだ。たとえば、ニューヨークにあるアルバート・アインシュタイン医科大学の2人の研究者は「昆虫では、脂肪体と呼ばれる器官が免疫反応を主に仲介している」と、脂肪体は昆虫にとって重要な免疫器官だと報告している。

では、なぜ動物の脂肪細胞は進化の長い歴史を通して免疫機能を保ってきたのだろう？あるいは哺乳類と昆虫のように異なる門の中で、同じ脂肪・免疫機能が別々に進化してきたのだろうか？[2]

その手がかりは、レプチン欠乏という変異を持つ非常に稀な人々からもたらされた。レプチンとは、食欲を抑制するために脂肪細胞から分泌されるホルモンだ。したがって、レプチン欠乏症の人は食欲を抑えられず、非常に太る。またレプチンには、免疫系を刺激するというもう一つの役割もある。レプチン欠乏症の人の半数は幼くして亡くなるが、それは肥満のせいではなく、免疫系を刺激するレプチンがないせいで、免疫系が機能不全に陥るからだ。

つまり、レプチンは満腹になったときに食欲を抑えるだけでなく、免疫系を刺激して感染症を防ぐことによっても、私たちの生存を助けているのだ。

一方、飢えた人々はレプチンレベルが低く、免疫系がうまく働かないため、感染症に対して脆弱だ。なぜなら、あらゆる動物にとって一番大切なのは体を維持することだからだ。つまり「今」、鼓動を打ち続け、「今」、筋肉にエネルギーを与えることが最優先で、そのエネルギーが足りてようやく、免疫・炎症といった緊急でない任務にエネルギーを回すことができる。そして、蓄えたエネルギーをそうした任務に使えるのは、脂肪を十分に蓄えているとき、すなわち、レプチンレベルが高いときだ。

結果として、肥満の人の免疫・炎症系は非常に活発に働く。本来それはありがたいことだった。ごく最近まで人の主な死因は、多くの野生動物と同じく感染症だったので、免疫・炎症系が活発なことは恩恵だったのだ。だが、**現在の極めて衛生的な環境では、免疫・炎症系の過剰な活発さはハンディキャップ**になる。

ともかく、**肥満の人の血液には、炎症反応を促進する化学物質が多く含まれている**のだ。それらは野性の世界では救命具になるが、今日の衛生的な社会では厄介者だ。というのも、**過剰に活発な免疫・炎症系は不要なだけでなく、思いがけないことにインスリン抵抗性を引き起こす**からだ。理由ははっきりしないが、最も可能性が高いのは以下のシナリオだ。

闘争あるいは逃走反応が起きたとき、筋肉にグルコースを送るために、コルチゾールがインスリン抵抗性を誘発する。それと同様に、活性化した免疫・炎症系にグルコースを送るために、炎症性化学物質（炎症反応を促進する化学物質）はインスリン抵抗性を誘発するのだろう。言い換えれば、活性化した免疫・炎症系は追加のエネルギーを必要とするので、炎症性化学物質は体内のインスリン抵抗性を誘発して、グルコースを免疫細胞に向かわせるのだ。

とはいえ、それがもたらす医学的な結果は残酷だ。たとえば、「C反応性タンパク（CRP）」と呼ばれる炎症性化学物質の血中レベルが高いと、心疾患や2型糖尿病になりやすいことが確認されている。

以上を要約するとこうなる。**メタボリックシンドロームの肥満は全身に及ぶ炎症を招くと同時にインスリン抵抗性を高めて、メタボリックシンドロームに燃料を注ぎ、最後には私たちの命を奪う**のだ。

こうした仕組みが進化したのは、かつてはそれに進化的利点があったからだろう。

⑦前血栓状態

脳卒中と心臓発作はしばしば血栓によって引き起こされる。アテローム性動脈硬化症では、血栓が動脈を塞いで脳や心臓にダメージを及ぼし、時には死につながることもある。心筋梗塞（心臓発作）の治療で、ストレプトキナーゼのような「血栓を溶かす薬」を投与するのはそのためだ。

血栓症にはさまざまなタンパク質が関係しているが、脂肪細胞に関する驚きの一つは、メタボリックシンドロームでは、そのタンパク質のいくつかがおそらくは過剰に生産されることだ。その仕組みについては不明で、ここでまた推論を述べるより、本章の中心となるメッセージを繰り返そう。大半の人は、**年をとるにつれてメタボリックシンドロームを発症するものだが、それは危険であり、朝食を食べれば状況はさらに悪化**する。

朝食とメタボリックシンドロームの3つの実験

朝食はメタボリックシンドロームにどう影響するのだろう。私の知るところでは、関連する3つの実験が行なわれている。

その一つは、チャプター4で紹介したファルシュチによる実験で、その被験者は数が少なく異例だった。もう一つはフランス、リヨンのマルティン・ラビレが行なったもので、健康な青年の集団にたっぷりの朝食（700キロカロリー）か、軽い朝食（100キロカロリー）を食べさせた。2週間後、たっぷりの朝食を食べたグループに、以下の傾向が認められた。

・空腹時および終日、中性脂肪レベルが高い
・空腹時および終日、HDL（善玉コレステロール）レベルが低い
・（脂肪の蓄積を防ぐ）脂肪酸化レベルが著しく低い

これが示唆するのは、朝食をとると肥満やメタボリックシンドロームになりやすいということだ。ラビレは「私たちが出した結果は、朝食で多くのカロリーを摂取しないという昨今のアドバイスを支持しない」と結論づけた。

しかし、バース大学のベッツが6週間にわたって、健康で肥満の人々を対象に同様の実験を行なったところ、朝食をとる人ととらない人の間に、代謝上の違いは見いだせなかった。

メタボリックシンドロームは数年かけて発症するので、ラビレとベッツの実験は以下の2つを確認しただけだ。

①**朝食をとることは、メタボリックシンドロームの予防にはつながらない**

②こうした実験は、数週間ではなく数カ月行なう必要がある[3]

信頼できる実験がない現状では、私たちはまるで、地球が太陽の周囲を回っていることの証拠を観察に頼るしかない天文学者のようだ。朝は食事をとるには危険な時間だという証拠も、観察に頼るしかなさそうだが、それらの観察は十分信頼できる。

2 メタボリックシンドロームといかに戦うか

●朝食が注目される理由

メタボリックシンドロームは死につながる。そして、それは朝食をとることで悪化する。だとすれば、朝食を抜けば、その発症を予防できるのではないだろうか。

そう、メタボリックシンドロームの改善が可能なのであれば、その発症を予防することも可能なはずだ。2009年、英国糖尿病学会のCEOは「糖尿病予備軍は改善が可能だ。（中略）適度な減量をし、健康的でバランスのとれた食事をとり、体をよく動かすようにするだけで、60％まで改善できる」と語った。

つまり、（基本的にメタボリックシンドロームに等しい）**糖尿病予備軍は、改善が可能**

なので、朝食を抜くことが脚光を浴びているのだ。ここで英国糖尿病学会のCEOが提起した問題、すなわち、「運動」「ダイエット」「加齢」について、詳しく述べよう。

●「運動」の効果を考える

①運動と減量

運動の物語はシンプルで、「運動はカロリーを消費するので減量に役立つ」となるはずだ。だが問題は、**運動は驚くほどわずかなカロリーしか燃焼しない**ところにある。医学研究審議会のスーザン・ジェブは減量について、「大半の人が考えているより恐ろしくたくさん運動しなければなりません。余分な500キロカロリーを燃焼するには自転車を2時間こぎ続けなければならないのです。500キロカロリーというと、ドーナツたった2個分なのですが」と語る。

あるいは英国、リーズ大学の教授、ポール・ゲイトリーが言ったように、「1ポンド（0・45キログラム）の体脂肪を減らしたければ、リーズからノッティンガムまで（100キロメートルほど）走らなければならないが、食事でなら1食抜きを7日間続けるだけでよい」のだ。

運動でわずかなカロリーしか燃焼しないのは、私たちの体が驚くほど効率的にできているからだ。平均的な人は1日に2000キロカロリー消費するが、それは100ワットの電球が1日に消費するエネルギーに等しい。つまり、私たちの体は100ワットの電球が使うのと同程度のエネルギーで動いているのだ。このように人体は驚くほど高効率で、私たちは非常にわずかな燃料で、大量の活動（非常に複雑な脳の活動も含めて）をこなしているのである。

運動が減量に役立たないことは、コペンハーゲン大学で行なわれた最近の実験でも確認されている。同実験では、55人の被験者を2グループに分け、一方のグループは週3回、最大心拍数の90％で、エアロビクスのインターバルトレーニングを行ない、もう一方のグループは、1日の摂取カロリーを800〜1000キロカロリーに抑えた。12週間後、低カロリー食のグループは体重を約10％（体脂肪量の26・6％）減らすことができたが、運動のグループは体重わずか1・6％（体脂肪量の5・5％）しか減らせなかった。

さらなる問題は、**「運動」が「日常的な活発さ」を締め出す**ことだ。運動をした人は〝ごほうび〟として、その日の残りの時間をごろごろして過ごしがちだ。かたや運動をしない人は、エレベーターより階段を使うなどして、体をよく動かす。

複数の学校の児童を対象とした最近の研究では、学校の一部の児童に運動を64％多く行なわせた。すると、家に戻ってから、運動量が多かった児童はごろごろし、運動量が少なかった児童は活発になった。結局、校内と校外を合わせると、運動量は同じになった。

さらに悪いことに、運動した人の体重が「増える」こともある。それは、ほかの時間をごろごろして過ごすだけでなく、ジムで立派に運動したことへのさらなるごほうびとして、食べ過ぎたり飲み過ぎたりしてしまうからだ。[4]

じつのところ、**体重を落とし、その状態を維持するには、カロリー制限と運動の両方が必要**になる。単独ではどちらも効果は限られる。シカゴのイリノイ大学のダイエット専門家であるクリスタ・バラディは、肥満の被験者に、12週間にわたって異なる療法を実践させて、以下のことを発見した。

- 食事制限だけの被験者は、平均で3キロ体重が減った
- 運動だけの被験者は、平均で1キロしか体重が減らなかった
- 両方行なった被験者は、平均で6キロ体重が減った。加えて、LDLコレステロールとHDLコレステロール（および亜型）の血中レベルが健康的な範囲に近づいた

②運動と寿命

運動には2つの目的がある。**一つは減量で、もう一つはインスリン感受性を高める**ことだ。そして後者の観点から、明白な結論が浮上する。すなわち、運動はあなたのためになるということだ。

運動をすると、筋肉における脂肪の燃焼が盛んになるので、より多くのグルコースが必要とされ、グルコース輸送体が増える。このシステムを指揮するのは筋肉の収縮そのものだ。

筋肉は大きな器官なので**激しい運動をすると、4時間から20時間もの間、血中から筋肉に取り込まれるグルコースが増える。**さらに**定期的に適度な運動をすると、筋肉のインスリン感受性が高まる。**アメリカの糖尿病予備軍3000人を対象とした研究では、ダイエットと運動によって、2型糖尿病を発症する確率が半減した。

最近の疫学論文もそれを裏づける。大規模な多国籍チームが運動不足と肥満の相対的危険度を調べるために、12年間にわたってヨーロッパの約33万人を追跡調査した。チームは運動量と胴回りを調べ、死亡との関連を記録した。すると、2008年のヨーロッパでの死者920万人のうち、67万6000人（7・5％）の死は運動不足に起因するものだったが、肥満に起因したのはわずか33万7000人（3・6％）だった。

このチームリーダーでオスロ出身のウルフ・エクランドはBBCに「早死にするリスクが最も高いのは、運動不足の人々だった。（中略）運動は公衆衛生上の極めて重要な戦略として認識されるべきである。20分間の早歩き程度の運動なら、ほとんどの人は実行できるはずだ」と語っている。

エクランドの結論は「太っていても壮健（fat-but-fit）」という健康モデルを正当化して

いるようだが、スウェーデンのウメオ大学の教授、ピーター・ノードストロームの意見は異なる。

ノードストロームと研究仲間は、18歳の徴兵された若者130万人を、平均で29年間にわたって追跡調査した（その間に4万4300名が亡くなった）。その結果、「早死のリスクは不健康な標準体重の人より、壮健な肥満者のほうが高い」という結論を得た。別の言い方をすれば、ノードストロームは「太っていても壮健」という見方を疑っているのだ。

もっとも、疫学では避けがたい矛盾の一つだが、運動が危険な脂肪、すなわち内臓脂肪をやっつけてくれるのも事実だ。オハイオ州クリーブランドで肥満者16人に12週間にわたって強度の運動をさせたところ、インスリン感受性は33％向上し、皮下脂肪は12％落ち、内臓脂肪は22％落ちた。

蓄積された研究を要約して、アカデミー・オブ・メディカル・ロイヤル・カレッジは2015年2月『運動――奇跡の治療法、それを推進する医師の役割（Exercise：The Miracle Cure and the Role of the Doctor in Promoting It）』という報告書を出した。それにはこう書かれている。「成人の40％以上は、週5回30分の適度な運動（サイクリングや早歩きなど）という推奨される最低レベルの運動ができていない。（中略）この**最低レベルの運動でも実行すれば、心疾患や脳卒中、認知症、糖尿病、いくつかのがんの発症リスクを少なくとも30％減らすことができる**」。まさに運動は奇跡の治療法なのだ。

●「ダイエット」の効果を考える

①ダイエットとインスリン抵抗性

過食することでインスリン抵抗性が生じるのであれば、減量すればそれを改善できるはずだ。実際、拒食症の患者はインスリン抵抗性が低く、インスリンへの感受性が高い。これは、減量がインスリン抵抗性を低くする、すなわち改善することを強く示唆している。

ある実験はそれが事実であることを裏づけた。英国、ニューカッスル大学のロイ・テイラーが29人の2型糖尿病患者に1日わずか600~700キロカロリーという、極端なダイエットをさせたところ、2カ月のうちに全員が約15キロ減量しただけでなく、インスリン抵抗性の生化学的兆候（空腹時血糖値、インスリン値、HbA1c値、LDLコレステロール値、血圧を含む）が著しく向上した。

減量はたしかにインスリン抵抗性を改善するのだ。

②ダイエットと2型糖尿病

糖尿病予備軍という状況が改善できるのであれば、2型糖尿病についてはどうだろう。やはり改善できることをロイ・テイラーが確認した。

2型糖尿病患者で正常に近いインスリン分泌を保っている人（2型糖尿病患者のおよそ3分の1）を、2カ月で15キロ減量させたところ、糖尿病が改善した。残念ながら、十分なインスリンを分泌しなくなった2型糖尿病患者は15キロ減量しても、インスリン分泌機能を取り戻すことはできなかった（それでも、インスリン抵抗性は著しく改善した）。

ここから得られる教訓は、**糖尿病を治療するには、2型糖尿病を発症する前、すなわち糖尿病予備軍の人を見つけることが重要**だということだ。

減量するとなぜ2型糖尿病は改善するのだろう。それについては、さまざまな説明がなされてきたが、基本的にこの問いに対する答えはシンプルだ。そもそも減量とは、過食の改善であり、その過食こそが、2型糖尿病を引き起こしているからだ。

手術もまた、2型糖尿病が治療可能であることを示している。1990年代までに、体重を落とすための手術がいくつも開発された。胃バンド装着、胃バイパス手術、スリーブ状胃切除術などだ。驚いたことに、肥満を解消する目的でこれらの手術を受けた2型糖尿病患者の80％に、糖尿病の改善が見られた。その驚きは、1995年に出版された影響力のある論文のタイトルに見てとれる。『意外な発見――ある手術が成人後に発症した糖尿病の最も有効な治療法だと判明した（Who would have thought it? An operation proves to be the most effective therapy for adult-onset diabetes mellitus）』

2型糖尿病は進行性の疾患だと長く考えられてきたが、肥満手術とロイ・テイラーは、その悲観的な見方が間違っていることを証明した。

私自身の物語

私を2型糖尿病と診断した医師は、この病気は進行性で容赦なく悪化するだろうと語った。経口薬(5)を出してくれたが、こう断言した「やがて訪れる破綻を覚悟しておきなさい。必然的に1型糖尿病を発症し、定期的なインスリン注射が必要になるでしょう」と。

けれども、血糖値測定器のおかげで、じきに私は朝食抜きの低炭水化物ダイエットを続ければ、血糖値を低く保てることに気づいた。今では、HbA1c値は6・4%程度で、それはまさに良い兆候だ(合併症を防ぐために、糖尿病患者はHbA1c値を6・6%以下に保つ必要がある)。**私の病気が進行性なら――この5年間、そうは見えない――よほどゆっくりと進行しているのだろう。**

だが、私の主治医は喜ばなかった。じつのところ、彼がこれまでに診てきた2型糖尿病患者のうち、私と同様に病気の進行を止め、HbA1c値を6・6%以下に保った人は、100人に1人しかいなかったが、彼は自分のアドバイスを私がことごとく無視したことを怒っていた。

そのアドバイスは以下のとおりだ。頻繁に食べなさい。朝食をとりなさい。炭水化物を食べなさい。私はこの3つの教えの逆を行なったのだ。
もっとも、主治医はNICE（英国国立医療技術評価機構）の指針に従っていただけなので、彼を責めるのはお門違いだ。（彼はアルコールを避けなさいとも言った。その誤った助言については後述しよう）。

●「加齢」の影響を考える

2014年、世界で最も注目される医療機関の一つ、ミネソタ州ロチェスターにあるメイヨークリニックが「2型糖尿病のリスクは加齢、とりわけ45歳以降に増大する」と発表した。だが、メイヨークリニックは「年齢」そのものがリスク要因だとは考えていない。「それはおそらく年をとるにつれて運動量が少なくなり、筋肉量が減り、体重が増えるからだろう」と説明している。

つまり、メイヨークリニックの見解では、2型糖尿病の主なリスク要因は「過食」と「運動不足」である。そして加齢がもたらす問題は、避けがたい生理学的経過というより、年寄りのわがままな一面に過ぎない。

たしかに、長寿は現代社会の重要な特徴となった。公衆衛生や臨床医学、栄養状態の進歩のおかげで、私たちは長生きするようになった。実際その数字には驚かされる。平均寿命の長い国々では、170年前の1・25倍に伸びた。つまり10年につき2・5年、1年につき3カ月、1日につき6時間、寿命が伸びたのだ。そして、それは今も伸び続けている。つまり、あなたは170年前の人に比べて、1日につき6時間余分に生きられるわけだ。（発展途上の世界では、その数字は8時間となる）。

明らかに素晴らしいニュースだが、加齢が2型糖尿病を引き起こすとすれば、喜びも半減だろう。それとも、メイヨークリニックの報告が示唆するように、加齢そのものは2型糖尿病の原因ではないのだろうか？

異なる研究が異なる結果を出しているため、ここで長々と説明するより、直接、文献をご覧いただきたいが、ただし大方の結論は、**2型糖尿病の主な原因は加齢ではなく、過食と運動不足という修正可能な要素**だとしている。

この結論には勇気づけられる。もっとも、インスリン抵抗性を持つ高齢者に、食事量を減らし、たくさん運動するように説得できればの話ではあるが。

ここで、それらの文献から一つだけ重要な発見をご紹介しよう。それは、**100歳以上の人はインスリン感受性が極めて高い**というものだ。これが意味するのは、インスリン抵抗性は加齢に伴う避けがたい現象ではないということだ。また、インスリン感受性は長寿を支え、インスリン抵抗性は命を奪うことも裏づけている。

ジェラルド・リーベンの教えによると、インスリン抵抗性が高くなるかどうかは、半分は遺伝で決まり、私たちにはどうすることもできない（逆に言えば、ほかの人より幸運な人もいるということだ）。だが、残り半分は体重やダイエット、運動で決まるので、努力次第で回避することは可能だ。

まとめると、メタボリックシンドロームの土台となっているインスリン抵抗性はダイエットと運動によって改善できる。中には2型糖尿病を「治した」人もいる。そして、治せるのであれば、確実に予防できるはずだ。

糖尿病をコントロールする主な戦略は運動とダイエットであり、ここで朝食にスポットライトが当たる。というのも、次項でお話しする、新たな「断食ダイエット」は有益なものとして注目されているが、その成功の鍵を握っているのは朝食なのだ。

3

「断食ダイエット」の効果を科学的に検証する

●人の祖先は断食が習慣だった

２０１０年に2型糖尿病と診断された時、私は、頻繁に食べること、具体的には１日に少なくとも3食プラス定期的な軽食をとることをアドバイスされた。

しかし、血糖値測定器のおかげで、じきに私は朝食を抜き、軽食もとらないようになった。実際、昼食を抜くことさえあった。当時は、糖尿病患者はこまめに少量を食べるべき、というのが常識だった。

けれども、私も主治医らも知らなかったのだが、その頃、すでに食事についての考え方は変わりつつあった。栄養学者のアメリア・フリーアは、２０１５年の著書『食事、栄養、輝き(Eat. Nourish. Glow)』において、潮流の変化を以下のように述べている。

> 私が栄養セラピストを目指して勉強を始めた頃は、少量をこまめに食べること(中略)1日に主な3食に加えて、2度か3度の軽食をとるよう人々を指導するというのが一般的な教えでした。つまり、1日中何かを食べているのが健康によいと考えられていたのです。けれども、2008年に出席したインスリンマネジメントについての講演では、講演者は軽食をとる必要はないと語りました。(中略)私を含め、部屋にいた栄養学者の多くは、驚きのあまり息をのみました。(中略)それまで長く信じてきたことが、真実ではないのかもしれないと私は気づいたのです。これは生涯における劇的な瞬間の一つとなりました。

フリーアは続ける。「狩猟採集民だった私たちの祖先は、サンドウィッチやケーキ、ビスケットはもとより、果物や木の実さえ常に手に入るわけではなかったのです。食料が豊富なときもあれば、少ないときもありました。それでも体は平気でした」

じつを言えば、〝平気〟どころか、そのほうがむしろよかったのだ。現在、絶食ダイエットが流行している。その専門家の一人は、先に紹介したクリスタ・バラディで、10年以上にわたって絶食が人間に及ぼす効果を研究してきた。ここからは、彼女の研究結果を中心に語っていきたい。

現在、主な食事療法には以下の3つがある。

①従来型の減量ダイエット（通称「カロリー制限」）
②5：2ダイエット（通称「断続的断食」／代替策として「1：1ダイエット」）
③朝食抜き（通称「食事時間制限法」／代替策として「8時間ダイエット」）

以上を順に見ていこう。

●カロリー制限は続かない

①従来型の減量ダイエット（通称「カロリー制限」）

バラディは2014年に刊行された人気の著書『1日おきダイエット（The Every Other Day Diet）』を次の言葉で始めている（強調の傍点と感嘆符はバラディによる）。

ダイエットは成功しない。おそらくあなたはこの言葉を数百回とは言わないまでも、数十回は聞いたことがあるでしょう。けれども「ダイエットが成功しない」の

は、当たり前ではあっても、真実ではないのです。真実は、毎日ダイエットするから、ダイエットは成功しないのです。来る日も来る日も、大好きな食べ物を食べられないという状態に耐えられる人はいません。だから、ダイエットは成功しないのです。（中略）実行不可能だから、ダイエットは成功しないのです！

カロリー制限は単にダイエット戦略としてだけでなく、ライフスタイルとしても優れているので、それを実行できないのは残念だ。マウスの摂取カロリーを制限すると寿命が延びることが、初めて実験で示されたのは1935年のことだった。実験環境で動物の摂取カロリーを通常の60〜75%に制限すると、通常の寿命より最長で50%長生きし、糖尿病、がん、腎臓病、白内障といった老化に伴う疾患の発症を遅らせることができた。

この現象は人間でも見られることを疫学者は示してきた。日本の沖縄の人々はほかの日本人よりも食事量が平均20%少ないが、数年長生きし、100歳を越す長寿者は大半の先進国より4、5倍多いとされる。

カロリー制限が健康に良いのは、驚くようなことではない。**カロリーを制限すると、インスリンレベルが下がり、インスリン感受性が向上し、空腹時の血糖値は下がる。**いずれも健康にとって好ましい現象だ。また、腹部の贅肉も減らすことができる。

また、カロリー制限は別の方向からも健康を推進する。たとえば、酸素を使う代謝は

「フリーラジカル」と呼ばれる危険な活性酸素を生産する。フリーラジカルはＤＮＡや生命維持に必要なほかの分子を損傷し、ひいては糖尿病やがん、アテローム性動脈硬化症といった加齢に伴う疾患を引き起こす。しかし、**カロリーを制限すれば、有酸素性の代謝は減る。**

とはいえ、カロリー制限で長寿を目指すという戦略を、大半の人は好まないだろう。なぜなら、**四六時中お腹を空かせているのは楽しくない**からだ。

全世界で約5万人がＣＲＯＮダイエット（最適な栄養を考えたカロリー制限ダイエット※摂取カロリーを約20％減らす）を実行していて、当然ながらスリムで、生化学的に健康で、心理的にタフだ（もちろん、みんながそうではないが）。

だが、私にはその数が爆発的に増えるとは思えない。日常的なカロリー制限はスーパーモデルには向くかもしれないが、そうでない私たちには送るべき生活がある。したがって、ダイエット法としてのカロリー制限は敬遠されるだろう。

「周期的断食」の驚きの効果

ワシントン大学のマヌ・チャクラバルシイとミズーリ大学のフランク・ブースは、人間の体は飽食と飢餓が繰り返される生活に向くよう設計されており、糖尿病とメタボリックシンドロームの原因は過食や運動不足だけでなく、私たちが周期的な断食をしなくなったことにもあると主張する。たしかに、特定の文化には、断食の習慣が見られる（キリスト教徒は受難節の間に、ユダヤ教徒はヨム・キッパーに、仏教の僧は新月と満月の日に断食する）。ラマダン（1カ月にわたり、イスラム教徒が日中の飲食を断つ）では、コレステロールと中性脂肪の血中レベルが下がることがわかっている。

さらに、南カリフォルニア大学のワルター・ロンゴは、人類の遠い親戚である酵母菌にとっても、周期的断食は健康に良いことを実験で示した。「栄養豊富な培地」と「水だけの培地」で交互に酵母菌を育てたところ、栄養のある培地だけで育てたときよりも長生きし、毒素への抵抗力が高まった。また、マウスによる実験では、10日ごとに4日間カロリー制限を行なった。すると、十分な餌を与えられた10日間に過食したため、体重は減らなかったが、「長生きした」「グルコースとインスリンの血中レベルが下がった」「腹部脂肪が減った」「骨密度と脳内のニューロン生成が向上した」「がんになることが少なかった」という効果が確認された。

ロンゴは人間でもその効果を調べた。健康な成人19人を被験者として、1カ月に5日間、野菜中心の低カロリーダイエットをさせると、**体重が減り、血糖値が下がり、炎症で増えるC反応性タンパクや、がん化につながるインスリン様成長因子1（IGF-1）の血中レベルも下がった。**

加えて、断食は日々の生活にメリハリをもたらすため、ダイエットとして続けやすい。以上すべての理由から、人々は今、さまざまな周期性の断食を試している。なかでも、以下の2タイプが主流となっている。

②5：2ダイエット（通称「断続的断食」／代替策として「1：1ダイエット」

バラディの「1日おきダイエット」、つまり「1：1ダイエット」では、1日おきに女性は500キロカロリー、男性は600キロカロリー（食生活指針が定める1日の摂取カロリーの4分の1）という軽い断食を行なう。筋肉を維持したいので、完全な断食はしない。軽い断食をしない日は、自由に食べて構わない。こうした方法で減量を成功させることができるのだろうか？

バラディは関連する論文を調べて、**断続的断食による減量には、カロリー制限と同等の効果**があることを発見した。これが意味するのは、マウスと違って人間は、**食べていい日に好きなだけ食べても、断食の効果は相殺されない**ということだ（食べていい日の食事量は、通常の10％しか増えなかった）。この結果には、かなり励まされる。

インスリン感受性についても、断続的断食はカロリー制限と同等の――それ以上ではないが――効果があることにバラディは気づいた。なぜなら、どちらの場合も体重減少分に比例して、血糖値とインスリン抵抗性が改善されていたからだ。とはいえ、適切で長期的な研究がなされるまで、断続的断食による減量が人間に長寿をもたらすかどうかはわからない。

断続的断食にはさまざまなタイプがあり、最も人気なのはバラディが考案した1：1ダイエットではなく、マイケル・モズリーとミミ・スペンサーが2013年の著書『Fast Diet』(『週2日ゆる断食ダイエット』幻冬舎)で提唱した「5：2ダイエット」だ。週に2日間だけ500あるいは600キロカロリーに制限し、残りの5日間は自由に食べていいので、明らかに1日おきダイエットより実行しやすく、人気があるのも当然だ(ビヨンセ、ジェニファー・ロペス、ジェニファー・アニストン、ベネディクト・カンバーバッチ、英国の前財務大臣であるジョージ・オズボーンなどが5：2ダイエットを行なっている)。

ただし、バラディは自らの1：1ダイエットと、モズリーらの5：2ダイエットを、1週間単位に修正して比較し、どちらも等しく有効に見えるが、人によっては1：1ダイエットでなければ減量できない、と結論づけた。

●「食事時間制限法」が一番続く

断続的絶食には問題が一つある。そのつらさだ。バラディは**「20%の人は、1：1ダイ**

エットや5：2ダイエットには耐えられないが、日々の朝食や深夜の夕食をとらないでいることには耐えられるようだ」と語っている。そこで登場したのが「食事時間制限法」だ。

③朝食抜き（通称「食事時間制限法」／代替策として「8時間ダイエット」）

食事時間制限法では、毎日の習慣として断食する。**一定の時間枠（一般に約8時間）の間は自由に食べるが、それ以外の時間は何も食べないのだ。具体的には、朝食と朝の軽食を抜き、昼食、午後の軽食、夕食（深夜の夕食を除く）は食べる**（「8時間ダイエット」のファンには、ジェニファー・ラブ・ヒューイットやヒュー・ジャックマンがいる）。

バラディは関連のある論文を調べて、人も動物も、毎日、数時間しか食べなければ、インスリン感受性も、血中の脂質成分の割合も改善することを明らかにした。

バラディはその後、食事時間制限法と断続的断食を比較し、食事時間制限法では、自分が提唱した1：1ダイエットやマイケル・モズリーの5：2ダイエットを上回る生化学的結果が得られることを発見した。

なんと正直な人だろう！　バラディは断続的断食の創始者にしてチャンピオンだが、それでも食事時間制限法のほうが健康に良いことを認めたのだ。科学的誠実さの鑑である。

バラディはまた、断続的断食（5：2あるいは1：1）の実験では被験者の20％が脱落したが、食事時間制限法（8時間ダイエット）の脱落者は10％ほどだったことも明かした。

だが、**なぜ食事時間制限法は断続的断食よりも健康に良い**のだろう。

カリフォルニア州ソーク研究所のサッチダナンダ・パンダはある仮説を立てた。『メンズ・ヘルス』誌の編集長であるデイヴィッド・ジンチェンコは、人気の著書『8時間ダイエット』において、パンダを次のように紹介した（傍点はジンチェンコによる）。

> **サッチダナンダ・パンダ博士は小柄で精力的な男性で、博士が開発した断続的断食という新しい科学は減量の科学の最先端を走っている。（中略）いつ食べるかは、何を食べるかと同じくらい重要かもしれない。**

2012年、パンダの重要な研究論文が発表された。ラットに人間が好むファストフード（ハンバーガー、ポテトチップスなど）を与えたところ、ラットはそれらを好み、肥満した。インスリン抵抗性や肝臓疾患、炎症も起きた。

しかし、そうした**食事を与えるのを8時間に限ったところ、ラットは同じ量のジャンクフードを食べたにもかかわらず、体重は増えず、また生化学的な問題（肝臓疾患、脂肪や炎症性化学物質の増加）も起きなかった。**ラットはなぜ太らなかったのだろう。そして、生化学的な問題はなぜ起きなかったのだろう。

論文でパンダ博士は、**1日に8時間しか食べないことで、肝臓の概日リズムが増強され**

たことを示した。では、肝臓の概日リズムとはいったい何だろう。

●食事時間の制限だけで、あらゆる数値が改善

体には少なくとも2つの概日リズムがある。それらは互いに独立して作動している。すでに見てきたとおり、従来型のリズムは24時間の明暗サイクルによって設定され、覚醒と睡眠、時差ぼけを調節する。

一方、もう一つの概日リズムである**「消化リズム」は、食べることで設定され、食事時間を変えれば、それに合わせて肝臓や消化器官が活動周期を変える。**仮に食事時間を6時間ずらすと、24時間の明暗リズムは変わらないまま、消化リズムは6時間ずれる。そのため、従来型リズムを支配する松果体にとっては午前7時だが、肝臓にとっては午後1時ということもあり得るのだ。

2001年、全米科学財団のチームが『サイエンス』誌にある論文を発表した。その内容はタイトルのとおり、『肝臓の概日時計は食事に同調する（Entrainment of the circadian clock in the liver by feeding）』。また、ヘブライ大学のオーレン・フロイの言葉を借りれば、私たちの消化器官にとって「食事は明暗サイクルより優勢」なのだ。

つまり、私たちの消化器官には、食事のパターンによって設定される独自の概日リズム

があって、24時間の明暗サイクルとずれる可能性があるということだ。では、食事と消化器官のこうした同調はどのようにして起きるのだろう。

概日リズムはＰｅｒ1、Ｐｅｒ2、Ｐｅｒ3といった時計遺伝子の発現によって設定されている。時計遺伝子の発現は、松果体においては明暗のサイクルに従う（睡眠促進ホルモンとも呼ばれるメラトニンの分泌量などを調整する）。しかし、摂食パターンが変わると、消化器官における発現パターンが明暗サイクルから摂食サイクルへと移行する。たとえば、本来ラットは夜行性で夜に食べるが、実験室で日中の数時間しか餌を与えられないと、肝臓のＰｅｒ1遺伝子のサイクルは変化し、3日以内に消化時計が8時間もずれる。

一方、松果体における時計遺伝子の発現は、明暗サイクルの概日リズムのままなので、結果としてラットは2つの概日リズムを持つことになる。明暗サイクルによって設定される松果体の概日リズムと、食事時間によって設定される消化器の概日リズムである。[6]

時計遺伝子は、肝臓がグルコースを合成する速度を調整する。じつのところ、ほかの重要な代謝経路も、消化器官の概日リズムによって調整されている。そして、パンダがラットの時計遺伝子の発現を調べたところ、餌を1日中与えられているときよりも、1日に8時間だけ与えられるほうが、発現の度合いが高かった。つまり、食事時間の制限は、ブランコをこぐ子どもを親が押すように、概日リズムを「ひと押し」するのだ。

Per2遺伝子は代謝を強くコントロールするので、8時間給餌のマウスはインスリン感受性の高い時間帯にだけ食べたが、24時間給餌のマウスはインスリン抵抗性の高い時間帯すなわち、太りやすい時間帯にも食べていた。

パンダは自分の研究を、以下のように要約した。**「食物摂取を8時間以内に制限するだけで、いくつものメリットがある——その時間内であれば、食べる量を抑える必要はない。（中略）一方、概日リズムを乱し、断食の時間を短くすることは、肥満と糖尿病の一因となる」**

オーレン・フロイも同様の実験を行なってきた。マウスに1日3時間しか食べさせないようにすると、以下の効果が見られた。

・食物摂取が7％減った
・体重が5％落ちた
・中性脂肪の血中濃度は25％、コレステロールの血中濃度は40％下がった
・炎症性サイトカインIL－6とTNF－∝レベルが約300％下がった

めりはりのある概日リズムの効果は、マウスに1日4時間だけ高脂肪食を与えるか、24時間、低脂肪食を与えるという実験で実証された。いずれの場合も、マウスの摂取カロ

リーは同じだったが、24時間給餌のマウスに比べて、4時間給餌のマウスは太りにくく、コレステロール値が低く、インスリン感受性が高かった。

4時間給餌は動物の概日リズムを強化し、重要な酵素が摂食時に最も働くようにするのだろう。つまり、「いつ食べるかは何を食べるかと同じくらい重要かもしれない」という予測は、実際そのとおりなのだ。

もっとも、マウスはあくまでマウスだ。人間ではどうなのか。食事を1日2回の決められた時間に限ることの効果は、チェコ共和国プラハにあるカレル大学のハナ・カレオバとその同僚が実証した。カレオバの論文の長い題名は、その発見を要約している。『1日にしっかり2回食べることは、（中略）少しずつ6回食べるよりも、（中略）2型糖尿病患者にとって良い効果がある」

カレオバは減量中の2型糖尿病患者に着目し、食事を1日2回に限定した患者のほうが、同じカロリーを6回に分けてとる患者より、健康状態が良いことに気づいた。2回食の患者は6回食の患者より、以下の数値が下がった。[7]

・体重
・肝脂肪
・空腹時血しょうグルコース（血糖値）

・血中インスリン値
・血中グルカゴン値
・インスリン感受性

結論を言えば、周期的断食ダイエットは、減量のためにも、健康のためにも、単純なカロリー制限より効果があり、中でも8時間ダイエットが最も効果がある。そして**8時間ダイエットの中でも、朝食を抜いて、午前の軽食と夕食をとるのが最善**である。

インスリン抵抗性はいかにして私たちを太らせるのか?

8時間ダイエットの成功が語るのは、概日リズムのピーク時はインスリン感受性が最も高い時間帯であり、その時間に食べると肥満になりにくいということだ。だが、なぜインスリン感受性は人をスリムにし、またスリムな人はインスリン感受性が高いのだろうか。

1993年、サンディエゴにあるカリフォルニア大学のロバート・ヘンリーと同僚はこれらの問いの答えをもたらした。ヘンリーらは14人の2型糖尿病患者を対象とする興味深い実験を行なった。

患者たちは糖尿病をうまくコントロールしていたものの、血糖値が明らかに高かった。そこで、ヘンリーは彼らにインスリン療法（インスリンを注射すること）を施した（通常、インスリン注射するのは1型糖尿病患者だけで、2型は経口薬のみで治療される）。

すると、たちまち2つの変化が起きた。患者の血糖値は正常値に下がったが、血中インスリンレベルが41・8から69・6μU／mlへと、約1・5倍に増したのだ。

そして6カ月後には、2つの興味深い結果が確認された。

・患者の体重が平均で93・5キログラムから102・2キログラムへと、大幅に増えた。この体重増加はインスリンの血中レベルの上昇に比例した。

・一方で、患者らの摂取カロリー（患者の判断に任せていた）は減っていた。実験を始めた時、患者たちは平均で1日2023キロカロリーとっていたが、6カ月に及ぶインスリン療法後、摂取カロリーは300キロカロリー減って、平均で1日1711キロカロリーになった。

つまり、**体重の増加をもたらしたのは、摂取カロリーの増加ではなく、インスリン**だったのだ。実際には、**摂取カロリーは減っていたのだが、インスリンのせいで、エネルギーが脂肪として蓄積された**のである。冒頭の問いに戻れば、インスリン抵抗性はインスリンを増やすことによって私たちを太らせるのだ。

そのインスリン抵抗性が最も高いのは朝だ。だから朝食をとると、インスリンが多く分泌されて肥満を導き、肥満がインスリン抵抗性をさらに高める。そして、そのインスリン抵抗性を克服するために、インスリンの分泌量がさらに増える。

この悪循環がさらなる肥満とさらなるインスリン抵抗性につながる。このようにして、朝食は長い年月が経つうちに、糖尿病予備軍とメタボリックシンドロームをあおり、危険な結末に導く。

よく知られるように、アトキンス（161ページ参照）とジャーナリストのトーブスは、「カロリーはすべて同じ」という見方を否定し、炭水化物はインスリンの放出を促すので、脂肪より太りやすいと主張した。ヘンリーの実験は、インスリンは実際に人を太らせるホルモンであることを裏づけたようだ。

しかし、管理された環境下で、断食や過食によって体重の増減を調べる生化学的実験の結果が語るのは、カロリーはどれも同じで、脂肪であれ炭水化物であれ、カロリーが同じならやせる効果と太る効果は同じであることだ。

この矛盾は、食品やダイエットについての私たちの知識がどれほど不確かなものかを語っているが、この特殊なパラドックスに対しては一つの答えがある。実験室ではなく、日常的な環境では、炭水化物は実際に人を太らせるのだ。それは、270人のアメリカ人を2年間にわたって調査した結果が示すように、炭水化物は脂肪より強い飢餓感を引き起こすからだ。これは主に炭水化物をとった後のインスリンスパイク、すなわち急上昇が、グレリンという空腹ホルモンによる強い飢餓感を誘発するためだ。

●ベストは1日2食、朝食抜き

先ほどのカレオバの研究が当然もたらす疑問は、もし1日1食しか食べなければどうなるかというものだ。ボルチモアにあるエイジング研究所のマーク・マットソンと同僚は、それを実験してみたが、結果はあいまいだった。

3回分の食事を1回で食べるよう促すと、被験者の生化学的なバランスが崩れ、インスリン抵抗性は悪化した。その理由をマットソンは語らなかったが、説明は容易だ。1日1食にすると、断食によって生じた遊離脂肪酸がインスリン抵抗性を引き起こした状態で、その1食を食べることになるからだ。これが**1日2食なら、2食目はインスリン感受性が高まった状態でとることができる。こうして見ると、1日2食が最適**なようだ。

とはいえ、マットソンは「食事量を被験者の判断に任せると、1日1食にしたときのほうが、1日3食で食べていた量より少なかった」とも指摘している。

とすれば、1日1食にすると、自ずと食べる量が減るので、1日1食に伴う不利益（インスリン抵抗性が高い時に食べること）は、帳消しになるはずだ。私がそう確信するのには根拠がある。それはマットソン自身の発言だ。

彼は8時間ダイエットのデイヴィッド・ジンチェンコやUSニュース・アンド・ワールドレポートのインタビューに応じて、「私は毎日、朝食を抜き、たいていは昼食も抜いて、栄養の大半を夕食に頼っている」と語っている。

おそらく彼は、2人の英国人俳優、ジョアンナ・ラムリーとナイジェル・ヘイヴァースを手本にしているのだろう。2人は1日1食がスリムな体型を保つ秘訣であり、自分たちの業界ではそうする人が多いと公言している。しかし、より堅牢なお手本として、ナポレオン・ボナパルトを挙げることができる。2014年に出版された伝記『Napoleon the Great』において、著者のアンドリュー・ロバーツはこう書いている。

> 若いころのナポレオンは1日に1度、午後3時に食べるだけだった。セントヘレナ島ですごした晩年も、1日に2度しか食べなかった。午前6時に起きたが、午前10時まで何も食べず、夕食は夕方早くとった。

結論を言えば、断食はあなたのためになり、特に朝食と夜更けの夕食を抜くのが最も健

康に良いということだ。

『8時間ダイエット』の勧め

ジンチェンコの『8時間ダイエット』は、断食を勧める本のなかでも特に人気がある。ジンチェンコは論文を読むことを勧めているが、この本に参考文献は載っていない。『8時間ダイエット』は、科学的研究を思慮深く分析した本というよりは、熱弁を振るって人を鼓舞する本なのだ。裏表紙にはこう書かれている。

24時間体制の減量

・神話：あなたの体重は、何を食べたかで決まる
・真実：あなたの体重は、いつ食べたかで決まる

同書には、レシピと運動のメニューも満載されている。ジンチェンコは、軽妙な語り口で知識を伝えているが、彼が唱える朝食の標語は、よく考え抜かれたものだ。

朝食は、1日で最も重要でない食事である

「国中にあふれるフィットネスの教祖、ダイエット本の著者、流行の栄養学者、減量クリニックに代わって謝罪させてほしい。（中略）私たちのほぼ全員がばかげた話を延々と語ってきた。そして、朝食を推奨し続けてきた。（中略）私たちはみんな、『真実』を聞かされてきた。曰く、『いつも朝食を抜く人は、肥満になる可能性が450％高い。しっかり朝食を食べると、代謝が〝活性化〟し、より多くのカロリーが燃焼される』。だが、いずれも真実ではなかった。

（中略）そして、よい知らせだ。朝食を抜くと、（中略）8時間ダイエットをする人の多くは昼食を1日の最初の食事にしている。（中略）朝食抜きの初日はつらいかもしれない。（中略）けれども、1カ月を過ぎる頃には、試した人の大半が、朝食抜きを楽にこなせるようになったという」

4

「動脈硬化症」「がん」「アルツハイマー」とインスリン

●インスリンは細胞を増殖させる

インスリン抵抗性やメタボリックシンドロームだけでは人は死なないが、それらは致死的な病気につながる。なかでも危険なのは、**アテローム性動脈硬化症、がん、アルツハイマー**だ。この3つの恐ろしい病気については後述するが、驚くべきことに、近年、それらの研究を通して、インスリンの「別の役割」がわかってきた。

ここまで、インスリンが細胞のグルコース摂取を促すことは述べてきた。しかし、**インスリンには、成長因子として細胞の増殖を促す役割**もある。その働きは、場合によっては危険で致死的ですらある。というのも、インスリンが刺激する細胞には、がん細胞、炎症細胞、平滑筋細胞が含まれるからだ。

悲劇はこうして始まる——インスリン抵抗性が発症すると、インスリンの、グルコース摂取を促す能力は抑制されるが、細胞の増殖を促す能力は残る。そして、インスリン抵抗性を補完するために血中のインスリンが増えると、細胞が過剰に増殖し、アテローム性動脈硬化症やがんにつながるのだ。

もう一つ驚くべきことがある。過去数十年にわたって、脳はインスリンとは無関係だと考えられてきたが、近年、脳のグルコース摂取にインスリンがかかわっていることが明らかになった。したがって、インスリン抵抗性を発症すると、脳のグルコース摂取も抑制され、アルツハイマー病につながる恐れがある。

ここではこうした死を招く病気とインスリンの関係について見ていこう。

●メタボリックシンドローム対策が心臓を守る

心臓発作や脳卒中といった血管疾患はアテローム性動脈硬化症の結果、すなわち動脈が「硬化」した結果と見なされてきたが、**動脈の炎症として捉え直す**べきかもしれない。

これから語るのは失望の物語だ。以下は英国心臓病支援基金の『冠動脈性心疾患の潮流(Trends in Coronary Heart 1961-2011)』からの抜粋である。

・1961年、英国の冠動脈疾患による死者は約16万6000人
・2009年、英国の冠動脈疾患による死者は約8万人
・1961年、英国の死因の50%以上が心血管疾患(冠動脈疾患および脳卒中)
・2009年、英国の死因の32%が心血管疾患

英国心臓病支援基金は「このように減少しているものの、心血管疾患は相変わらず、英国の死因のトップだ」と嘆く。心血管疾患は、糖尿病予備軍や肥満、2型糖尿病が原因となっていることが少なくない。

こうした英国の状況は先進国の典型だが、ここで2つの疑問が浮かび上がってくる。「なぜ心血管疾患の発生は減少しているのか?」「それでもなお死因のトップであり続けるのはなぜか?」

心血管疾患の減少には、3つの要因があると考えられる。

1つめの要因は喫煙の減少である――人類にとってタバコの発見はオウンゴールに等しかった。2つめの要因はアテローム性動脈硬化症の主な原因である血中コレステロールの増加と高血圧が近年よく検知され、治療されるようになったこと。そして、3つめの要因は胎児期のインスリン抵抗性という現象が改善していることだ。この現象は英国サウサン

プトン大学の偉大な疫学者であったデイヴィッド・バーカー（１９３８－２０１３）によって発見された。

英国ハートフォードシャー州では、１９１１年以来、州内で生まれた赤ちゃんの出生時の体重を記録してきた。バーカーがそのデータと成長後の健康状態を調べたところ、出生時の体重が軽いほど、成人になってから、さらには70年後、心血管疾患と2型糖尿病を発症しやすいことがわかったのだ。予想外の相関だった。出生時の体重が軽いのは、胎児期に栄養が足りなかった結果だと考えられるが、なぜその栄養不良の赤ちゃんが数十年後、アテローム性動脈硬化症や高血圧、高脂血症、糖尿病、またメタボリックシンドロームになりやすいのだろう。理由は次のとおりだ。

栄養の足りない胎児はどの器官を守るか選択しなければならない。すべての器官を等しく栄養不良にするか？　それとも、ほかを犠牲にしていくつかの器官を優先するか？　そして胎児たちは脳を守ることを選んだらしい（この反応は成人とあまり変わらない。大人の哺乳類が飢えると、器官の大半は収縮するが、脳は除外される。マウスのオスでは、睾丸が除外される）。

そういうわけで栄養不良の胎児は脳に栄養を送るために、ほかの器官から栄養を奪い、小柄な赤ちゃんとして生まれる。この栄養を奪う手段になるのがインスリン抵抗性だ。つまり、胎児は脳にグルコースを送るために、筋肉やそのほかの重要な器官にインスリン抵

図9-2　世界の死因トップ10(年間)

順位	死因	死亡者数
1	アテローム性動脈硬化症	750万人
2	脳卒中	700万人
3	慢性肺疾患	300万人
4	肺炎	300万人
5	肺がん	150万人
6	HIV・AIDS	150万人
7	下痢	150万人
8	糖尿病	150万人
9	交通事故	130万人
10	高血圧	110万人

出自:2015年世界保健機関(WHO)

抗性を持たせ、グルコースを摂取しにくくするのだ。こうして、ひとたびメタボリックシンドローム型の代謝を身につけると、それは一生続くらしい。

そういうわけで、貧困ゆえの母体の栄養不良は胎児の栄養不良をもたらし、ひいてはインスリン抵抗性、メタボリックシンドローム、心臓発作、脳卒中、2型糖尿病、高血圧をもたらす。したがって、世界の死因トップ10(図9-2)の多くは、貧困に原因があるといえる。おそらくは予想に反して、これらの疾病を招くのは、豊かな人々の後天的なメタボリックシンドロームのせいだけではないのだ。

西側諸国が豊かになると、母体と胎児の栄養不良がもたらすメタボリックシンドロームは減少した(それが、英国心臓病支

図9-3　世界で最も豊かな国々の死因トップ10（年間10万人あたり）

順位	死因	死亡者数
1	アテローム性動脈硬化症	158人
2	脳卒中	95人
3	肺がん	49人
4	アルツハイマー症および認知症	42人
5	慢性胸部疾患	31人
6	肺炎	31人
7	結腸がん・直腸がん	27人
8	糖尿病	20人
9	高血圧性疾患	20人
10	乳がん	16人

出自：2015年世界保健機関（WHO）

援基金が記録した心血管疾患の減少につながる）。しかし、その一方で栄養過剰が加速したため、成人のメタボリックシンドロームが増加した。結果として、**豊かな国でも、相変わらず死因トップ10（図9-3）に、心疾患、脳卒中、高血圧、糖尿病**が並んでいる。

私と同名の古代ローマの偉大な劇作家、テレンス（テレンティウス）は、「万事における中庸」を奨励した。今日、私たちは彼の助言に従うべきだ。すなわち、母親は胎児にインスリン抵抗性を持たせないために十分食べる必要があるが、母親自身がインスリン抵抗性を発症するほど食べ過ぎてはならないのだ。

胎児のメタボリックシンドロームは残念ながら生涯続くが、過食がもたらした成人のメタボリックシンドロームは治療が可能で、予防も可能だ。スウェーデンで約2万1000人の健康な男性を12年にわたって追跡した研究では、そのうちの約1350人が心臓発作を発症したが、次の5つの条件を満たしている男性は、心筋梗塞を起こす確率が80％近く低かった。

①タバコを吸わない
②腹囲が95センチ以下
③健康に良い食事をとる（実験が始まった1990年代後期には、果物、野菜、ナッツ、低脂肪の乳製品、全粒穀物、魚を多くとることが推奨された。現代では低脂肪の乳製品より高脂肪の乳製品のほうが良いとされる）
④体をよく動かす（1日40分以上のウォーキングかサイクリング。プラス、週に1時間以上の運動）
⑤適度な飲酒（1日10〜30グラムのアルコール。ワインで言えば、1日に250ml）

女性を対象とする研究でも、心臓発作を起こすリスクについて、同じような結果が得られている。

英国心臓病の広報担当者は、このスウェーデンの研究を論評して、冠動脈性心疾患は

「大いに予防可能だ」と言った（これは非常に喜ばしい発言である。つまりメタボリックシンドロームは必ずしも死につながらないということだ）。

だが、残念ながらこの5つの条件をすべて満たす男性は全体の1％しかいなかった（本書の読者は、朝食抜きが6つめの条件であることをよくご承知だろうが、それについてはスウェーデンでは研究されなかった）。

「身長」「アルコール」「サートフード」「長寿」と健康

〔身長〕

栄養の足りない胎児は小さな赤ちゃんとして生まれ、やがて背の低い大人になり、胎児期の栄養不良ゆえに心疾患を起こしやすい。しかし、それとは別に背の低くなる遺伝子があり、原因は不明だが、そうした人は心疾患にかかりやすい。

20万人の成人を対象とする英国のレスター研究では、**身長が2・5インチ（6・4センチ）高くなるごとに、冠動脈性心疾患になるリスクが13・5％ずつ減少する**ことがわかった。つまり、身長が5フィート（152センチ）の人は、6フィート（183センチ）の人より、心疾患になるリスクが64％も高いのだ。

だが、身長が約188センチの私を含め、背の高い人々を得意がらせる前に、機会均等という生物学の掟に立ち返る必要がある。**身長を高くする遺伝子群は、心疾患を遠ざける代わりにがんを招く**のだ。

１９９６年から２００１年にかけてオックスフォード大学が行なった、英国の中年女性１３０万人を対象とする調査では、身長５フィート以上では、４インチ（約10センチ）高くなるごとに、がん（結腸がん、直腸がん、メラノーマ、乳がん、子宮がん、腎がん、リンパ腫、非ホジキンリンパ腫、白血病のいずれか）になるリスクが16％高くなることが判明した。

〔アルコール〕

アルコールは地中海式ダイエットの一要素である。先に述べたように、２０１３年にスウェーデン、リンショーピング大学医学部でハンス・グルドブランドと同僚が行なった実験では、２型糖尿病患者が朝食を抜き、**地中海式のたっぷりした昼食を食べた場合、昼食後の血糖値は通常の昼食をとった場合と変わらない**ことが判明した。

だが、グルドブランドは被験者の昼食にワインも添えたので、彼が観察した地中海式ダイエットの効果に、朝食を抜いたことやワインがそれぞれどのくらい貢献したかはわからないが、おそらく、どちらもプラスに働いたのだろう。

【サートフード】

サートフードとは、サーチュイン遺伝子（※長寿遺伝子）の働きを活性化する物質を多く含む食品のことだ。ご存じのとおりカロリー制限は寿命を延ばすが、それはサーチュイン遺伝子を活性化し、サーチュイン酵素を多く生成させるからだ。

また、チョコレートに含まれるポリフェノールや赤ワインに含まれるレスベラトロールが、サーチュイン遺伝子を活性化することが知られるようになり、これらの物質に富む食品の周りに、長寿と健康にかかわる業界が育ちつつある。

大学の研究者らはサートフードを支持し、緑茶、ブラックチョコレート、ウコン、ケール、ブルーベリー、パセリ、ケイパー、柑橘類、リンゴ、エクストラバージン・オリーブオイル、クルミ、大豆や豆腐、ルッコラ、イチゴ、セロリ、ソバ、ナツメヤシ、コーヒー、ラベージ（セロリに似たハーブ）、レッドチコリ、赤タマネギ、バーズアイチリ（唐辛子の一種）、赤ワインを推奨する。

しかし、その効果に懐疑的な科学者もいる。サーチュインについての報告は、そうであってほしいという願望と実験上の誤差によるものだと彼らは示唆する。私も懐疑的ではあるが、それはそもそもサートフードが健康全般に良い食べ物であるからだ。サーチュイン遺伝子を活性化して健康をもたらしているわけではないように思う。

もっとも、2016年1月2日の『タイムズ』紙に掲載された記事には興味をそそられた。それは自らサートフードダイエットの実験台になった女性ジャーナリストのコメントで、彼女は3カ月で体重を13キロ近く落としたが、**成功の鍵はむしろ「昼食まで何も食べなかったことだと気づいた」**とあった。

〈長寿〉

当然ながら、長寿を決める要因は複雑だ。スウェーデンのヨーテボリで行なわれた1913年生まれの男性約850人を対象とした調査によると、100年後の2013年に健在だった男性は母親が長命で（言い換えれば、母方から良い遺伝子を継承し）、経済的に豊かで、タバコを吸わず、コレステロールレベルが健全で、1日にコーヒーを4杯以上飲まない人たちだった（つまり、良い環境で暮らしていた）。

この研究は、母方の遺伝とさまざまな環境要因が長寿を決定すると結論づけたが、**環境要因のほうが、遺伝的要因より強く影響する**と述べている。

●「アテローム性動脈硬化症」とメタボリックシンドローム

アテローム性動脈硬化症（atherosclerosis）は、粥を意味するギリシア語「athera」

と、硬化を意味する「sclerosis」からなる。それは血管の壁に粥状の塊が付着して、動脈が硬化した状態だ。

この粥状の塊とは何か。それは一種の膿である。化膿した傷口から出る膿のことは誰でもよく知っているが、アテローム性動脈硬化症の膿も似たようなものだ。膿は基本的に死んだ、あるいは死につつある免疫細胞や炎症細胞とコレステロールや中性脂肪、動脈壁の平滑筋細胞の破片などが混ざり合ったものだ。

膿を生じさせるのは炎症である。組織が傷つくと、組織は炎症を起こしてその傷を癒す。**アテローム性動脈硬化症は、動脈の損傷に対する継続的な炎症反応**と見なすことができる。つまり、アテローム性動脈硬化症は**動脈が傷ついたところで起こる**のだ。

そして動脈が傷つきやすいのは、分岐したり曲がったりした場所だ。動脈の内膜はデリケートで、傷つきやすい。そして、分岐やカーブは血流を乱すので、その場所の内膜は傷つきやすく、アテローム性動脈硬化症を発生しやすいのだ。

動脈の一部が傷つくと、炎症と修復のシステムが活性化し、動脈は元どおりに修復される。だが、それは動脈が健康な場合の話だ。私は医学生だった頃に、43歳のスリムな女性の検死解剖に立ち会った。インド系の彼女は生涯を通じて完全な菜食主義者だった。その大動脈が赤ちゃんの大動脈のように滑らかだったことを覚えている。しかし、多くの西洋人の動脈は滑らかには修復されず、アテローム性動脈硬化症を起こしやすい。それにはいくつか理由がある。

・損傷を受けた組織にLDL(低密度リポタンパク質＝悪玉コレステロール)粒子を運ぶのは、修復の正常なプロセスである(コレステロールを豊富に含む新たな細胞壁を作るため)。しかし、血中コレステロールレベルが高いか、健康によくないLDL(悪玉コレステロール)のレベルが高いと、過剰なコレステロールが損傷部に堆積して炎症を起こし、さらなる炎症を招く。
・中性脂肪についても同様のことがいえる。
・血圧が高過ぎると、血流がもたらすダメージはさらに悪化する。
・血中のインスリンが多過ぎると、炎症や炎症による反応が過剰に刺激される。

結果として、**メタボリックシンドロームでは、動脈の炎症は文字どおり「慢性化」する。**なぜなら、炎症がさらなる炎症を導き、一向に治癒しないからだ。アテローム性動脈硬化症はじつのところ、慢性炎症の一種にすぎない。

とはいえ、それは極めて危険な慢性炎症であり、2型糖尿病患者の3分の2の命を奪う心臓発作や脳卒中の原因となっている。それは、2型糖尿病で増えたインスリンがアテローム性動脈硬化症を恐ろしく後押しするからだ。

そして、アテローム性動脈硬化症は、さまざまな方法で命を奪う。

たとえば、

・アテローム性動脈硬化症の粥状のプラークは、動脈の内膜を破り、血栓の形成を招く。血栓は動脈を詰まらせ、その動脈が血液を送っていた部位を殺す。
・プラークのせいで動脈壁がぼろぼろになって破裂し、血液を漏らすか噴出させる。
・プラークが徐々に動脈を塞ぎ、その動脈が血液を送っていた部位を殺す。

コレステロールと脳卒中のパラドックス

時として、高レベルのLDLコレステロールが好ましいことがある。

脳卒中には2つのタイプがある。そのおよそ80%は虚血性脳卒中（脳梗塞）で、アテローム性動脈硬化症のプラークが血液の塊を作って動脈を塞ぐ。残り20%は出血性脳卒中で、弱くなった動脈が高い血圧のせいで破裂する。

虚血性脳卒中の原因は心臓発作のそれと同じだが、**出血性脳卒中の原因は血中のLDLコレステロールが少な過ぎて、局所的な修理ができないことだ。**同様に、慢性心不全の患者を対象とする英国の研究では、血中のコレステロールレベルが高い人ほど長生きすることが示された。

これらのデータは、コレステロールが必須の化学物質であることを思い出させる。そして、このことはスタチンと深く関わっている。スタチンをめぐっては激しい論争があり、それは本書で扱う範囲を超えている。スタチンは血中のコレステロール値を下げるために科学者が開発した薬だが、LDLコレステロールだけでなく、メタボリックシンドロームの危険因子であるLDLのサブタイプにも有効だということを記すにとどめよう。さらに、理由はまだわかっていないが、スタチンには抗炎症効果もある。これは良い知らせだ。

アメリカと英国の公衆衛生当局が最近発表した食生活指針は、40歳以上の人のおよそ半分はスタチンを服用すべきだとしている。BBCが報道したように、「数百万人がコレステロール値を下げるスタチン薬を処方されるべきだ」と言うのである。

このショッキングな勧告が根拠とするのは、40歳以上の人の多くが、メタボリックシンドロームが進むにつれて高脂血症になっていることだ。思うに、その診断は正しいが、勧告は間違っているようだ。というのも、ハーバード大学のジョン・エイブラムソンが示したように、スタチンには2型糖尿病の発症リスクを高めるリスクがあり、また、メタボリックシンドロームや高脂血症の人に、心臓発作や脳卒中の予防措置としてスタチンを処方しても、死亡率は下がらないからだ。

したがってスタチンの処方は、すでに心血管に問題のある人や、リスクがはっきりしている糖尿病患者などに限るのがベストだろう。

ともあれ、心血管疾患を予防するには、あれこれ薬を飲むより、低炭水化物ダイエット、ライフスタイルの改善、そして朝食抜きを試みたほうがよさそうだ。人類はかつてない豊かさを享受している。その富を薬に放り込むのではなく、健康的なライフスタイルを培うために使うべきではないだろうか。

●「がん」とインスリン

がんは細胞の増殖がコントロール不能になった状態である。2型糖尿病患者では、いくつかのがんの発症率が通常の2倍になるのは、インスリンに細胞増殖を刺激する働きがあるからだろう。インスリン様成長因子1と呼ばれるホルモンが関与しているようだ。

また前述のとおり、インスリンは免疫系を刺激し、それが炎症を促進する。そして炎症は細胞増殖を促進して、がんを引き起こす。さらに炎症はインスリン抵抗性を刺激して、病気と死の悪循環を招く。

したがって、驚くことではないが、ドイツのミュンスター大学のハンス・ヴェルナー・

ヘンツェ率いる最近の研究で、「インスリン療法は（中略）がんになるリスクをおよそ25％高める」ことが明らかにされた。患者にインスリンを処方すると、がんになるリスクが高まるのだ。

２０１０年、米国糖尿病学会と米国がん協会は『糖尿病とがん』について共同で報告を行ない、**糖尿病患者のがんの発症率は肝臓、膵臓、子宮内膜で通常の２倍、結腸、直腸、乳、膀胱では２倍には及ばないものの、通常より高くなる**ことを指摘した。

なお、前立腺がんだけは糖尿病患者のほうがなりにくいが、肥満は前立腺がんによる死のリスクを高める。

過体重と肥満は、インスリンレベルの上昇と関係があり、がんのリスク要因になる。最も関連が強いがんは、乳がん（閉経後の女性において）および結腸、直腸、子宮内膜、膵臓、食道、腎臓、胆嚢、肝臓のがんだ。

●「認知症」は３型糖尿病

残念ながら、アルツハイマー病などの認知症は、豊かな国々ではありふれたものになりつつある。[8] ２０１０年にアルツハイマー病協会は、認知症はアメリカ合衆国の全死因の６番めであり、推定５３０万人のアメリカ人がその病気に苦しんでいると報告した。

アメリカでは70秒ごとに誰かが認知症を発症し、その発生率は上がり続けている。2000年から2006年までの間に46・1％増加し、この勢いが続けば、2050年までに1100万〜1600万人のアメリカ人が認知症になると同協会は予測する。

もっとも、疫学では、研究によって答えが異なるのは常である。フラミンガム研究（150ページ参照）の参加者データを用いて1975年以降の30年間における認知症の発症率を調べたところ、認知症の発症率は頭打ちで、これ以上高くならないことが示唆された。

だが、加齢は知られている最大のリスク要因であり、私たちの社会は高齢化が進み、85歳以上の高齢者の半数近くが認知症を患っている。

この疾患は恐ろしい負担を課す。もちろん、個々人にかかる負担は悲惨だが、経済的負担も莫大である。2009年、アメリカではアルツハイマー病などの認知症患者の介護に、1100万人近い家族や無報酬の介護者がおよそ125億時間を投じている。その労働価値は約1440億ドルに相当し、加えてメディケアの支払いは約1720億ドルに達した。同様の傾向が英国などほかの豊かな国々でも報告されている。

アルツハイマー病は認知症の最大の原因だ。脳細胞が次々に死に、記憶と脳機能が徐々に衰えていく。2型糖尿病およびインスリン抵抗性と関連があるらしく、現在、科学者の中には、**認知症を「3型糖尿病」と呼ぶ**人もいる。最近のある論文は次のように結論づけている。

> アルツハイマー病は脳に特化した糖尿病の一種と考えられる。アルツハイマー病の脳はインスリン信号をうまく伝達できない。（中略）
> インスリン受容体が中枢神経系に広く分布していることは、インスリンが脳内で重要な役割を担っていることを示唆している。特に記憶の獲得、強化、想起に関与する海馬には、インスリン受容体が多く存在する。

つまり、**過食のせいでインスリン抵抗性を発症すると、脳もインスリン抵抗性を持つようになり、そのせいで脳は傷つく**のだ。2014年、アルツハイマー病協会はインスリン抵抗性と認知症のつながりを以下のように要約した。

> 〈**糖尿病と認知能力の低下**〉
> 糖尿病、特に2型糖尿病の患者は認知機能が低く、認知症になるリスクが糖尿病でない人より2倍高い。（中略）研究者は、アルツハイマー病と高血糖との強い相関を報告しており、高血糖は脳細胞を破壊する毒性タンパク質（ベータアミロイド）の急激な増加を招く。

２型糖尿病の初期には、脳機能障害の兆候が見られる。（中略）彼らの脳はインスリン抵抗性が高く、脳機能の燃料になるはずのグルコースの利用能力が低い。（中略）１万５０００人近い55歳以上の２型糖尿病患者を対象とした研究では、インスリン増感剤であるメトホルミンの投与によって、認知症の発症リスクが著しく低下した。

アメリカの加齢研究所の研究は、２型糖尿病のインスリン抵抗性とアルツハイマー病との類似に光を当てた。インスリン受容体基質１（ＩＲＳ－１）と呼ばれるタンパク質の、インスリンの効果を調節する働きが、２型糖尿病よりアルツハイマー病でいっそう抑制されることを、その研究は示した。

●アルツハイマー病を予防する

アルツハイマー病の予防の標語は**「心臓に良いものは脳にも良い」**である。健康的な生活を送れば、認知症を予防あるいは治療できるという疫学的証拠はまだ見つかっていないが、昔ながらの言い方をすれば、**「健康的な生活をせよ」**にかぎるだろう。

フィンランドで行なわれた無作為化比較試験の結果がその有効性を裏づけている。研究は認知症の７つのリスク要因（教育レベルの低さ、高血圧、肥満、糖尿病、運動不足、喫煙、鬱）を持つ約2500人（60～77歳）を対象に行なわれ、それらの要因の解消に積極的に取り組めば、衰えを抑制でき、認知症の予防さえ可能であると報告した。

一方で、近年、ロンドン大学公衆衛生学・熱帯医学大学院（LSHTM）が行なった大規模な研究は、「心臓に良いものは脳にも良い」という標語に異議を申し立てた。その研究は、平均年齢55歳の200万人近い人々を9年にわたって追跡調査し、やせている人ほど認知症を発症しやすいと結論づけた。

この結果には驚かされるが、アルツハイマー病患者の特徴の一つはやせていくことだ。おそらく、その人たちはやせているから認知症になったのではなく、すでにアルツハイマー病への坂を下り始めていたのであろう。この結論はあまりに短絡的である。

さらに、最新の疫学的研究が先の標語の正しさを再び裏づけた。メリーランド州ボルチモアで行なわれた約1400人を対象とする研究は、**50歳時にBMIが高い人ほど認知症を発症しやすい**ことを明らかにした。また、ロンドン大学キングス・カレッジのティム・スペンサーと研究仲間は、およそ300人の健康な双子の女性を調べて、脚筋力（身体的健康の指標）が、認知症のなりにくさや脳のサイズと強く相関していることを発見した。このように**体の健康さは、脳をアルツハイマー病から守る**のだ。

まだまだ多くの研究が必要だが、喜ばしいのはアルツハイマー病の研究が、近年ようやく成果を上げつつあることだ。これまで長い間、足踏み状態が続いてきた。2002年から2012年までの間に、じつに400種以上のアルツハイマー病薬の治験が行なわれたが、そのうちの99・6％が失敗だった。がんの薬のほうがまだましで、治験の失敗率は81％である。それだけにインスリンに注目する新たな研究が突破口になるのではないかと期待されている。

本チャプターをまとめると、血中のインスリン濃度が高いと、細胞の増殖が進むため、**全身性のインスリン抵抗性がアテローム性動脈硬化症とがんで死ぬ確率を高める。一方、局所的なインスリン抵抗性はアルツハイマー病を進行させる**ようだ。

これらの疾患はメタボリックシンドロームや2型糖尿病が蔓延するにつれて、さらに増加しつつある。したがって、**喫緊の問題として、再び朝食について考える**必要がある。

Chapter 10

朝食の正しい抜き方・気をつけ方

[質問] 朝食なしでは生きられない人がいます。何を食べるべきでしょうか?

[答え] ゆで卵を1つか2つ、その後にイチゴとクリームでしょう。

その理由を説明しましょう。(1)

1

朝食に別れを告げた人々

●私の個人的体験

血糖値測定器のおかげで、自分には朝食が害であることがわかったので、私は朝食を抜くことにした。

極めて孤独な決意だった。なぜなら2010年当時、朝食をとることは良いことと見なされ、とりわけ糖尿病患者は朝食をとるべきだと言われていたからだ。しかも、私は朝食が好きだったので、それを抜くのは容易ではなかった。初めのうちは、午前中ずっとお腹が空いていた。また、力も出なかった。

それでもじきに、2つの戦略で、空腹と気だるさを克服できるようになった。

まず、起きてすぐに濃いブラックコーヒーをゆっくり飲む。次にランニングかスイミング、またはサイクリングに励む。すると、気分がしゃきっとして、気持ちよく仕事に向かえるようになった。じつのところ、**朝食をコーヒーと運動に変えてからのほうが、午前中を元気に過ごせる**ようになった。

運動は気だるさを吹き飛ばしてくれた。そして、空腹を忘れさせてくれた。多くの研究が、朝一番に運動すると、空腹感が抑制されることを立証してきた。もっとも、それらの研究は往々にして、多くの人は午前中半ばに空腹感が戻ってくるとしているが、私はいったん仕事に取りかかると集中してしまうので、また濃いコーヒーを飲めば、食欲を感じずにいられた。昼食まで何も食べなくても苦痛ではなかった。

しかし、週末は勝手が違う。家にいると、キッチンはすぐそこだし、家庭生活には仕事ほどの魅力がないので、朝食の誘惑に負けそうになる。ただ、週末は運動の機会が広がるのも確かで（小さな子どもやほかの用事が許せばの話だが）、「12時までゼロカロリー」というルールを私は守っている。

また、朝食を抜いたことで、**血糖値測定器の数値が好転**しただけでなく、ウエストまわりも好転した。やせようとしなくても、ただ**朝食を抜くだけで体重が落ち、その状態を維持できる**ことを私は知った。

しかし、私がどのように朝食抜きの生活を会得したかより、朝食を抜くことで苦しみから解放された多くの人々の経験のほうが面白い。私の知り合いの3氏――DR、AM、GSの身に起きたことを見てみよう。

●50歳男性、DR氏の体験

DRは出版業に携わる50歳の男性で、私が話を聞く18カ月前は、身長2メートルで体重が100キロあったという。BMI値は25でかろうじて正常範囲だが、腹が出ていることを気に病んでいたそうだ。それに、いつも眠気に襲われていた。

当時DRは毎日朝食をとっていた（その時によって、シリアルやトースト、マフィン、あるいは何か調理したものを家庭で食べるか、ベーコンやソーセージのホットサンドを通勤途中に買った）。だが、**眠気があまりにひどいので、朝食抜きを試してみたところ、素晴らしい効果**があった。朝食を抜いたことで、食べ物への依存から解放されたのだ。

朝食をとっていた頃は、かつてタバコに縛られていたように、食べ物に「縛られている」と感じ、午前の中頃にはマフィンなどの炭水化物の軽食を食べ、午後にも同様の甘いものを必要とした。彼自身の言葉で言えば、「炭水化物と食物依存のジェットコースターに乗っていた」のだ。

DRにとって朝食は、午前中の間食を避ける方策になるどころか、食べ続ける引き金になっていた。8時に食べたポリッジが、11時のマフィン、午後3時のヴィクトリア・スポンジケーキ（ラズベリージャムをサンドしたイギリスの伝統的なケーキ）に誘った。朝食をとったせいで、彼はその後もがつがつ食べ続けることになったのだ。

しかし、**朝食をやめると、そうした渇望は消えた**という。DRは昼食まで何も食べたいと思わなくなり、午後の炭水化物のおやつもほしくなくなった。朝食をとらなくなってから、昼食を12時半から12時へと30分早めはしたが、午前も午後も以前ほど空腹を感じなくなった。

加えて今では、昼食と夕食に、より健康的な食べ物を選ぶようになった。炭水化物の鎖から解き放たれ、野菜を多く食べるようになったのだ。さらには、ダイエットを決意したわけでもないのに体重が減り、今では82キロになった。**気分も穏やかになり、しかも以前より意欲的**になった。

●48歳男性、AM氏の体験

AMの物語も同様だ。彼は48歳のライターで、現在は朝食をとっているが、それを抜いても何ら問題はないことを知っている。つまり、朝食を抜くことで、おそらく昼食が30分ほど早まるだろうが、午前中に特に空腹を感じないのだ。

5年ほど前、彼は過体重を自覚し（胴回りが91センチもあった）、朝食を抜いてやせようと考えた。彼にとってそれは難しいことではなかった。戦略は成功し、**9カ月ほどで12・7キログラム体重が落ちた。**

その9カ月間に、彼は奇妙な現象に気づいた。それは、**午前中、何も食べなければ、特にお腹は空かないのに、11時のお茶の時間にビスケットを1枚食べただけでも、とてつもない空腹に襲われ、何か食べたくてたまらなくなる**のだ。そこで彼は、昼食まで何も食べないようにした。

AMは朝食抜きを続けたいと思っていたが、妻や母親から圧力がかかった。彼女らは誰もが知るとおり、朝食は1日のうちで一番大切な食事なのだから、王様のように食べるべきだと主張した。それで彼はふたたび朝食をとるようになり、主にグラノーラやミューズリー（※シリアル食品の一種）を食べている。体重は徐々に増え始め、以前ほどきつくはないが、胴囲91センチのスラックスを再び履くようになったそうだ。

●26歳女性、GS氏の体験

GSは26歳の女性エコノミストで、たまたま私から朝食が危険な食事であることを聞いて、実験的に朝食を抜くことにした。GSは常に健康を意識していて、昼食はいつもサラダで済ませていた。

それでも最初は勇気が必要だったという。なぜなら彼女は、朝食は1日で一番大切な食事で、王様（あるいは女王様）のように食べるべきだと考えていたし、午前中の半ばには、お腹が空き過ぎて、あるいは力が出なくなって、仕事に差し支えるのではないかと心配だったからだ。

私は彼女に、実験初日には大きなトリプルチョコレートマフィンを2個、デスクの引き出しに入れておくことをアドバイスした。万が一、エネルギー切れになったときのためだが、心配は無用だった。それどころか、その後**2、3日も経つと、彼女は午前中に以前ほど空腹を感じなくなり、**じきに昼食を遅らせ、午後1時30分から2時くらいにとるようになった。

また彼女は午後も空腹をあまり感じなくなり、ナッツやギリシャヨーグルト、ニンジン、フムス（ひよこ豆のディップ）といった**午後の軽食を必要としなくなった。**さらに喜ばしいのは、**午後になると頭がさえ、生産性が上がった**ことだ。

おまけに朝食を抜くようになってから、毎週およそ500グラムずつ体重が落ち、最終的に何キロも減量できた。

●朝食抜き効果①消えた「空腹感」

DR、AM、GSの3人とも、朝食を抜く前は「空腹感」に苦しんでいた。1000人の大学生を対象とするカナダの研究で、男性の3分の2と、女性のほとんど（97％）がそれに苦しんでいることがわかった。

渇望は週に何度も感じられ、そしてこれがおそらく朝食が人を太らせる理由の一つだが、一般に**空腹感は断食によってではなく、食べること、とりわけ炭水化物を食べることでより強くなる。**そのメカニズムはまだ完全には解明されていないが、炭水化物の消化に続いて血糖値が上昇し、そして下降することを私たちは知っている。さらに、血糖値が下がると、グレリンというホルモンの分泌が増えることもわかっている。

グレリンは空腹ホルモンで、その血中濃度はインスリンの血中濃度とは逆の方向に増減する。つまり、胃が空っぽか、血糖値が低いとき、グレリンの血中濃度が上がって空腹を感じるが、何かを食べると、グレリンの血中濃度は下がり、満腹感が生じるのだ。

クリスチャンセンは、**朝食を食べる人の血糖値は気まぐれで、血糖の山と谷がたくさん生じ、それがグレリンの放出を促す**ことを示した。そしてバース大学のベッツは、**朝食をとると午後のグレリン値が高くなり、渇望の発作が起きやすい**ことを証明した。

つまり、DR、AM、GSが食べ物を渇望していたのは、朝食をとったからであり、朝食と午前中の軽食を抜くと、渇望は起きなくなったのだ。その結果、彼らは減量に成功し、眠気も感じなくなった。

●朝食抜き効果②「強い眠気」からの解放

朝食が多くの人にもたらす問題は、午前あるいは午後の強い眠気である。DRは午前に眠くなり、GSは午後にそうなった。実際、どんな食事（特に高脂肪食）も眠気を引き起こす。メカニズムはよくわかっていないが（血液が消化器官に集中して脳に回らなくなるというのは迷信で、実際には、さまざまなアミノ酸やホルモン、神経が関係しているらしい）、この現象はたしかに現実に起きている。

朝食を抜いて、昼間に眠気に襲われることのなくなったDRとGSが気づいたように、**食後の眠気は、夕食を主要な食事にすべきだという自然の教え**なのだ。

なかでも糖尿肥満の人の食後の眠気はより一層強い。英国糖尿病学会は「脱力感、特に食後の脱力感」はメタボリックシンドロームの特徴だと報告している。実際、肥満患者が肥満治療の手術を受けると、往々にして日中の脱力感が解消される。そういうわけで、DRは**朝食を抜くことで糖尿肥満から解放されただけでなく、昼間の眠気からも解放**されたのだ。

もちろん、以前から体はDR、AM、GSに警告してきた。2013年にハーバード大学のフランク・シーアのチーム(専門は栄養学ではない)が、12人の健康な若者を対象にした研究結果を発表した。それによると、彼らの空腹感と食欲は、早朝が最も低く、12時間後の夕刻が最も高かった。そして、胃のむかつきはそれとは逆のパターンを描いた。つまり、人は本来、朝食より夕食をたっぷり食べるようにできているのだ。

さらにシーアは、「甘い食物」「塩辛い食物」「デンプン質の食物」「肉と果物」に対する食欲が、夕刻にいっそう強くなることを明らかにした。それが示唆するのは、**私たちが夕刻ほど「高エネルギー食品」を欲し、夕食としてそれを食べる**ということだ。

要するにこの体は、**朝食が危険な食事で、夕食が安全な食事**だと、私たちに教えているのだ。

●「朝食依存」という病

多くの人は、朝食抜きの生活を始めて1日か2日で、朝食をとらなくても平気になる。クリスチャンセンも、朝食を抜くように指示した13人の患者のうち、誰も「午前中、絶食したからといって、耐えがたい空腹を感じる人はいなかった」と語っている。

また、『メンズ・ヘルス』誌の編集主幹で自らも朝食抜きを実践しているデイヴィッド・ジンチェンコによると「朝食を抜いた初日はつらいかもしれないが（中略）1カ月経つ頃には、ほとんどの人はそれを楽々こなせるようになる」のだ。

しかし、「朝食抜きは無理だ」「午前中のエネルギー源として朝食は必要だ」と主張する人もいる。彼らは、朝食抜きでは力が出ない、あるいは耐えがたいほどお腹が空くという。このような人々にはどう答えればよいだろう。

まず、私は彼らの訴えを信じる。

一方で、バース大学で朝食プロジェクトを牽引するジェイムズ・ベッツは朝食を食べると、自発的で楽な運動（貧乏ゆすりをする、エレベーターの代わりに階段を使うなど）が増えるが、それらは朝食に対する潜在意識の反応と見なせることを示した。そのような運動で燃焼するエネルギーは朝食で摂取したエネルギーと同等なので、それは糖尿肥満にならないための、体の本能的な反応と見なすことができる。

それにもかかわらず、朝食を抜くと脱力感や空腹を感じる人は、**朝食でエネルギーを充電したという感覚に、知らず知らずのうちに依存**しているのかもしれない。

では、もしあなたが朝食に依存していて、しかも、朝食を抜くための効果的な戦略を見いだせない場合は、どうすればいいだろう？　それについてこれから述べよう。

2 朝食をやめられないなら何を食べるか？

●炭水化物の代わりに何を食べるか？

ここまで見てきたように朝食、特に炭水化物はインスリン抵抗性を高めるため、危険だ。では、朝食をどうしてもやめられない人は炭水化物の代わりにいったい何を食べればいいのだろうか。いくつか食材を見ていこう。

●肉類で安全なのは「鶏胸肉」だけ

肉のなかでも、**牛肉と羊肉（レッドミート）の問題は、それらが炎症を招く**ことだ。

2009年、米国栄養学会発行の『ジャーナル・オブ・ニュートリション』に掲載されたイランの研究グループの報告によると、テヘランの女性教師482人のうち、肉の摂取量の多い上位20%は、下位20%より、メタボリックシンドロームになる確率が2倍高かった。

一度限りの横断調査なので、この結果は因果関係ではなく、相関関係にすぎないのかもしれないが（裕福な人々は肉を多く食べ、座っている時間が長く、炭水化物と脂肪も多くとる可能性があるため）、2013年にドイツの研究グループが過去に行なわれた46件の研究を綜覧し、肉をよく食べる人はCRPレベル（炎症の指標となる血液マーカー）が高いが、野菜や果物をよく食べる人はそれが低いことを報告した。

また、**完全菜食主義者はLDLコレステロールのレベルが低く、心血管疾患になる確率が低い**ことがわかった。炎症はアテローム性動脈硬化症や2型糖尿病を促進するので、驚くには値しないが、実際、ワシントンDCで行なわれた、中年の2型糖尿病患者で完全菜食に移行した49人を対象とした研究では、以下のことが示された。

・空腹時血糖値が178・3mg／dlから127・9mg／dlに下がった
・血中の中性脂肪値とLDLコレステロール値が著しく下がった
・尿中のタンパク（腎臓損傷の指標）が半減した

当然ながら疫学的研究は、肉食が健康に良くないことを裏づけている。アメリカとヨーロッパで行なわれた3つの大規模な研究——100万人以上を10年以上追跡し、期間中に約12万人が死亡した——では、**レッドミートか加工肉（ソーセージ、サラミ、ベーコン）を1日の目安以上食べると、心血管疾患やがんで死亡するリスクが10％以上高くなる**ことが明らかになった。

一方、アジア人の肉の摂取量ははるかに少なく、健康を損ねているようにも見えない。つまり、少量の新鮮な肉は健康に良いが、アメリカ人やヨーロッパ人は総じて適正量の2倍以上も摂取しているのだ。ただし、疫学的研究では、鶏肉は無害であることが示されている。

いずれにしても、これらの理由から、また環境保護の視点からも、オランダ政府は他国に先んじて、**肉を食べるのは週2回までとし、できるだけレッドミートを避ける**ようにと助言した。

なぜ鶏肉だけ安全なのか？

筋肉には、基本的に2つのタイプがある。白筋は短距離走を得意とし、赤筋は長距離走を得意とする。ニワトリとカモの胸肉（胸筋）を比べてみよう。

ニワトリが胸筋を使うのは、止まり木に飛び上がるときくらいのものだ。したがって、その胸肉は白い《ホワイト》が、カモは長距離を飛ぶので赤い《レッド》（あるいは暗色《ダーク》）。

この2種の肉は生化学的に異なる。ニワトリの胸筋はバタバタと一瞬飛ぶときに、蓄えたグリコーゲンを分解して乳酸を生成するが、この分解反応には酸素を使わない。一方、カモが長時間飛ぶには、蓄えた脂肪を酸化してエネルギー源にしなければならない。色の違いの理由はそこにある。

筋肉が脂肪を酸化するにはミオグロビン（酸素を貯蔵する色素タンパク質）が必要だが、ミオグロビンは血液中のヘモグロビンに似ていて、色も同じく赤い。チトクロムなどの色素タンパク質も、脂肪の酸化に関連している。ちなみに、ダークミートとレッドミートは基本的に同義である。

ホワイトミートは食べても安全だが、レッドミートはそうでもなさそうだ。レッドミートは炎症を招くとされ、結腸がんとのつながりは明らかだ。それは、レッドミートには、脂肪の酸化（燃焼）を助けるカルニチンと呼ばれる化学物質が多く含まれるが、カルニチンは腸内細菌によって炎症性の化学物質に変換されるからだ。

では、スーパーマーケットの肉は、どれがレッドミートで、どれがホワイトミートだろう。主な家畜の肉（牛肉、羊肉、豚肉）はレッドミートだが、鶏胸肉はホワイトミートだ。だが、鶏もも肉はレッドミートあるいはダークミートである。

家畜肉の中にはホワイトミートと称するものがあるが、栄養関連のロビイストによってゆがめられているので、肉売り場の通路で真偽を決めるのは難しい。さらに、残念ながら政府の助言は信用できない。たとえば、ウィキペディアの「レッドミート」の項目には、「米国農務省（USDA）には、ロビー活動が介入するので、ハーバード大学公衆衛生学部のような団体の助言に従うほうが安全だ」と書かれている。

そして、ハーバード大学のアドバイスは「**スーパーに並ぶ肉は、鶏肉以外は（鶏胸肉以外は、ということだろう）レッドミートなので、あまり食べないように**」だ。ハーバード大学のアドバイスは（とりわけ朝食に関しては）いつも偏りがちだが、肉の安全性と色については、おそらく最良の指針だろう。

●卵と魚は○。「ヴィーガン（完全菜食主義）」はやり過ぎ

肉の食べ過ぎは危険だが、だからと言って、完全菜食主義に向かう必要はない。サーモンはオメガ3系多価不飽和脂肪酸（※ヒトが体内で合成できない「必須脂肪酸」の一つ。一般に「オメガ3脂肪酸」とも）が豊富で、オランダで行なわれたある研究によると、**サーモンを食べるとCRPの数値（※炎症や感染症の程度を示す値）が下がる**そうだ（グ

リーンランドのイヌイットは、ほとんど魚と肉しか食べないのに、心疾患による死亡率が極めて低いことが1971年に報告された。以来、オメガ3系多価不飽和脂肪酸は心血管を守ると考えられている。1971年当時、イヌイットはまだエスキモーと呼ばれていた。それはアメリカ先住民による呼称で、「生肉を食べる人」という意味だ）。

サーモンは脂肪が多いが、タラは脂肪が少ない。したがってオメガ3系多価不飽和脂肪酸も豊富ではないが、やはりCRPレベルを下げる。**魚は全般的に私たちの健康に良いものであるらしい。**海洋保護協会（MCS）は信頼できる英国の慈善団体で、後援者はチャールズ皇太子だ。そのウェブサイト（www.mcsuk.org）には有益な情報が掲載されている。他国にも同様の団体があるが、MCSも含め、そのすべてが企業の支援を受けていることは気がかりだ。一方、オランダ政府は週に1度だけ魚を食べることを勧めている。水産資源の持続可能性を保全しつつ、心血管を守るためだ。

ほかの動物性食品も健康に良いようだ。

コネチカット州のグループが、過体重の男性グループに1日3個の卵を食べさせたところ、12週間が経過する頃には、全員のCRP値が著しく低下した。同様に、イースト・フィンランド大学が約2300人の中年男性を19年にわたって追跡調査したところ、週に4個の卵を食べた人は、週に1個ないし、まったく食べなかった人と比べて、2型糖尿病を発症するリスクが30％低かった。また、CRP値と血糖値も低かった。卵は私たちの健康に良いのだ。

フロリダ大学の研究者は78件の研究を見直して、「高タンパク食は減量時の筋肉喪失を防ぐ」と結論づけた。そう聞いただけでも、人は動物性の食品を食べたくなるだろう。もちろん、動物由来でないタンパク質もあるし、ヴィーガンは讃えるべきダイエット法だ。

しかし、卵のような安全な動物性食品にはビタミンB_{12}が含まれており、ヴィーガンではそれをサプリメントで補うしかない。思うに、私たち人間は雑食動物として進化してきたので、いろいろなものを食べたほうが健康に良いのだろう（動物への倫理的な問題については、Compassion in World Farming（C・i・W・F）のウェブサイト（www.ciwf.org.uk）と、C・i・W・FのCEOが2014年に出版した衝撃作『Farma-geddon:The True Cost of Cheep Meat』（『ファーマゲドン――安い肉の本当のコスト』日経BP社）を推薦したい。

●乳製品は「低脂肪」より「全脂肪」がお勧め

近年、全脂肪の乳製品のほうが、低脂肪のものより健康に良いことがわかってきた。スウェーデンで約2万7000人の中年男女を14年間にわたって追跡調査した研究では、そのうち3000人近くが2型糖尿病を発症したが、**クリーム、牛乳、チーズといった全脂肪の乳製品をとっていた人々は、その発症率が明らかに低かった**（もっとも、この研究は、肉を食べると2型糖尿病になりやすいことも裏づけた）。

8本の論文を評論したカナダ、ケベックの研究では、**乳製品を食べても炎症マーカーへの有害な影響はない**ことが確認された（おそらく、有益な影響はあっただろう）。

全脂肪のヨーグルトとチーズはバターより健康に良いようだ。ヨーグルトとチーズは微生物が豊富で、腸内細菌を多様にし、ひいては健康を守る。

さらに言えば、全脂肪のヨーグルトやほかの乳製品のほうが、低脂肪のヨーグルトや乳製品より健康上望ましい。それは低脂肪製品には、おいしさを保つために砂糖が加えられているからだ。そもそも低脂肪の製品は健康意識が高い人々にアピールするために開発されたことを考えると皮肉な話だ。

●低炭水化物ダイエットは効果がある

低炭水化物ダイエットをして、レッドミートと加工肉を食べないのであれば、代わりに何を食べればいいのだろう。トロントの研究グループは「エコ・アトキンスダイエット」（※低炭水化物ダイエットの一つ。脂肪分やコレステロールの多い肉の代わりに植物性タンパク質をとり、果物や野菜を豊富に取り入れる）の実験を行なった。

研究者たちは、高脂血症の中年男女を被験者とし、6カ月にわたって**炭水化物の代わり**

に植物性油脂に富む食品（ナッツ、大豆製品、アボカド、果物、野菜、植物油）を摂取させ、インスリン抵抗性と血しょう中の脂質値が著しく改善されることを確認した。[2]

なお、乳製品とホワイトミートを含む動物性食品をとったほうがよいというのは、科学会の総意だが、私個人の経験としては、チーズやほかの乳製品を食べ過ぎると、朝の血糖値が徐々に高くなる。

だが、わずか2日程度、完全菜食にすると、血糖値は下がり始める。どうやら私の体は、動物性脂肪が細胞に入るのを好まないようだ（ほかの人の体は違っているかもしれない）。それを植物性脂肪（植物性油脂）に置き換えると、血糖調整はたちまち改善する。

●油は目的にあった使い方をする

栄養学者のジョー・リーチは、ウェブ上の親しみやすい記事で最新の知見を概説し、**「最適な油脂は、揚げ物に使う場合と生で摂取する場合で異なる」と結論づけた。多価不飽和脂肪酸の植物油（大豆油、トウモロコシ油、キャノーラ油、菜種油、綿実油、ヒマワリ油など）は非加熱**でとるのが望ましく、加熱すると酸化して危険な化合物になるので、揚げ物には避けるべきだ。ピーナッツ油も揚げ物に使うのは危険だ。

一方、ヤシ油の利用は、熱帯林の減少や温暖化の促進といった環境へのダメージを招く恐れがある。

ココナッツ油（非常に飽和している）とラード、ドリッピング、ギーのような動物性油脂は、澄ましバターと同じく揚げ物に適しているが、バターそのものにはタンパク質と炭水化物が含まれ、加熱すると有害になる。

定番だが、**オリーブオイル（一価不飽和脂肪酸）は揚げ物**に向く（だが、長く加熱するとその風味は消える）。新しい定番のアボカドオイルも同様だ。

そして、言うまでもないことだが、**トランス脂肪酸は危険で避けるべき**だ。しかし残念ながら、トランス脂肪酸をまだ完全に禁止していない国がある。アメリカでは、摂取される脂肪の最大4％がトランス脂肪酸だという。デンマークのようにゼロにすべきだ。

●ナッツには「必須脂肪酸」が豊富

ナッツはどれも良さそうだが、クルミはリノール酸（オメガ6系多価不飽和脂肪酸）やオメガ3系多価不飽和脂肪酸が豊富で、とりわけ健康に良いようだ。約14万人の看護師を対象としたハーバードとシンガポールの調査では、クルミを頻繁に食べる人は、2型糖尿病を発症するリスクが極めて低いことが明らかになった。だがもちろん、観察に基づくこのような研究は、因果関係を語るものではない。

大半のナッツはオメガ6系多価不飽和脂肪酸（※「オメガ3」と同じ必須脂肪酸）を多く含む。研究者の中には、それがオメガ3系多価不飽和脂肪酸の利点を相殺するのではないかと危惧する人もいるが、ほかの研究者らはオメガ6系多価不飽和脂肪酸も健康に良いことを明らかにした。

多くのナッツは、（大豆、エンドウ豆、多くの野菜と同じく）フィチン酸に富み、それが鉄、カルシウムなどのミネラルの吸収を抑制している可能性がある。それにもかかわらず、この件に関する疫学の論文の大半は、ナッツは健康に良いと宣言している。

おそらく人生のほかの領域と同じく、ナッツに関しても中庸が肝心だ。すなわち、**「ナッツをたくさん食べよう。でもナッツばかり食べてはいけない！」**

●果物はマイナス面よりプラス面が大きい

ロバート・ラスティグによると、果物は糖分が多いが、食物繊維も豊富で、全体としてはマイナスよりプラスのほうが多いそうだ。**果物を食べると、2型糖尿病の発症リスクが下がる**と考えられる。

食物繊維は植物性の炭水化物の長い鎖からなり、さまざまな化学的理由ゆえに、私たちには消化できない。いくつかは腸内細菌によって消化されるが（その過程であの厄介なガスが作られる）、私たちの糞便の大半は食物繊維からなる。食物繊維は〝幸いにも〟あらゆる形の消化に抵抗するのだ。

〝幸いにも〟と述べたとおり、食物繊維はいいことずくめなのだ。利点の一つは、グルコース（ブドウ糖）とフルクトース（果糖）の吸収を抑え（GI値を下げる。詳しくは後述）、危険な**食後の血糖スパイク（急上昇）に先手を打つ**ことだ。

また、人を**肥満させる細菌を減らし、肥満を抑える細菌を増やす**働きもする。さらに、**コレステロールと結びつき、糞便とともにそれを排出させる。**

最良の食物繊維は、生の果物と野菜に含まれるものだ。スムージーに含まれる食物繊維はミキサーでせん断されているので、本来の食物繊維より劣る。人工的に加えられた食物繊維はないよりましだが、自然のものほど役立たない。

●ファストフード、加工食品、ジャンクフードは腸を弱める

これらが有害な理由の一つは細菌にある。私たちの消化器（主に大腸）には何兆もの細菌がいる。ケンブリッジ大学のチームは、私たちの糞便の半分以上は細菌の死骸であることを明らかにした。

糞便には1000種近くの細菌が含まれる。それらの働きを解明するために、ミズーリ

州セントルイスにあるワシントン大学のフレデリック・バックトと同僚は、帝王切開で産ませたマウスを無菌状態で育てた。この無菌マウスは成長すると、やせたマウスになった。このことは、哺乳類には消化できない食べ物を、腸内細菌が消化していることを示唆している。バックトの論文のタイトル『食事による肥満に抵抗する無菌マウスのメカニズム』が語るように、無菌マウスはハンバーガーとポテトチップスという西洋式の食事を与えられても太らない。

しかし、無菌マウスの腸に人間の腸内細菌を植菌すると、それがコロニーを作り、食物の吸収率が向上する。腸内細菌の組成は人によって異なるが、その違いはランダムではない。太っている人（妊婦も含む。当然ながら2人分食べるからだ）の腸内細菌の組成は、やせている人のそれとは異なる。

そして、太っている人の腸内細菌を無菌マウスに植菌すると、マウスは確実に太り、インスリン抵抗性を発症しやすい。このことから、**腸内細菌がインスリン抵抗性や体重に影響**していることがわかる。

ティム・スペクターは2015年の著書、『ダイエットの科学』（172ページ参照）において、**ファストフードや加工食品、ジャンクフードをよく食べると、腸内細菌が肥満に抵抗するものから肥満を後押しするものに変わる**が、健康的な食品をよく食べるようにすると、体に良い細菌がどっと増えることを語った。

たとえば、チーズには良い細菌が詰まっていて、私たちの消化器を健康にするが、ファストフードや加工食品、ジャンクフードは総じて肉とポテトと砂糖入り飲料からなり、良い細菌はほとんど含まれない。また、加工食品は乳化剤を含むことが多く、そのような添加物は腸内細菌のバランスをさらに崩す恐れがある。マイケル・ポーランは、「本物の食品を食べよう。少なめに。主に植物を」という警句で知られるが、「あなたのおばあちゃんの腸内細菌が食べ物と認識しなかったものを食べてはいけない」とも言っている。

ファストフード、加工食品、ジャンクフードが体に悪いもう一つの理由は、それらには食物繊維が少ないことだ。ラスティグが言ったように「**ファストフードの定義は何か？　それは食物繊維のない食品**だ。（中略）食品業界は保存上の理由により、食品から食物繊維を除去している」

●長生きした人の行動にならう

そういうわけなので、精製された炭水化物を避け、レッドミートや加工肉、そのほかの加工食品を避け、野菜や果物をたくさん食べよう。地中海式ダイエットを行なっていたアンセル・キーズは１００歳まで生きた。

したがって、低脂肪の食事を勧めた彼の言葉には従わず、彼の行動にならって、地中海沿岸部の多くの人々と同じく地中海式ダイエットをしよう。

・朝食を抜く
・食事時にワインを適量飲む
・オリーブオイル、野菜、果物、ナッツ、豆類（エンドウ豆、インゲン豆、レンズ豆、ヒヨコ豆）を豊富にとる
・魚、鶏肉、卵を思慮深く食べる
・レッドミート、加工肉、シリアル、イモ類、コメ、パンを避ける
・ケーキ、ジャム、果汁飲料、炭酸飲料、および砂糖を含むあらゆる飲み物や食べ物を避ける

そうすれば、確約はできないが、たぶん私たちも100歳まで生きられるだろう。

3 朝食をやめられない人へのアドバイス

●健康な人は条件付きで朝食をとってもいい

あなたがスリムで健康（インスリン感受性が正常）で若く、朝食を我慢する効果的な戦略が見つからないのなら、食べても構わない。ただし、今の健康を保つには、食べ物を慎重に選ぶ必要がある。**炭水化物と糖分は極力控える**ようにしよう。

タンパク質と脂肪はどちらも有益なので、卵は良い朝食になる。しかし、朝食向けの肉と魚（ベーコン、ソーセージ、ニシンの燻製、タラの燻製、サケの燻製など）の大半は、食欲をそそるために加工あるいは燻製されているので避けるべきだ。

また、クロワッサン、ケーキ、トースト、ジャム、ハチミツ、マーマレード、果汁飲料は悪魔の食べ物だ。それに、ベークドビーンズ（砂糖の塊だ）と、缶詰めや袋詰めになったものは、ほぼすべて避けよう。また、朝食用シリアルはキッチン・テーブルに座る悪魔の化身なので、迅速に永遠の炎で焼かれるべきだ。願わくば封を切らないまま、ゴミ収集車で焼却炉送りにしていただきたい（朝食に炭水化物をとると、健康な人でさえ血糖値が上がる。メタボリックシンドロームの一因となる）。

一方、イチゴやブルーベリーといったベリー類は驚くほどＧＩ値（グリセミック指数）とＧＬ値（グリセミック負荷）が低い。生クリームをたっぷり添えれば、おいしくて安全だ（クリームに含まれる砂糖は脂肪無調整ヨーグルトに含まれる砂糖より少ない。低脂肪ヨーグルトの大半は砂糖爆弾で致命的である）[3]。

オランダの朝食の定番であるチーズは良い選択だ。プロセスチーズではなく、加熱殺菌処理されていないナチュラルチーズを選ぶほうがいい（もちろん、リステリア菌に感染しやすい妊婦やナチュラルチーズを避けるべき理由がある人は別だ）。そして、パンやクラッカーではなく、レタスに乗せて食べるべきだ。

ベルギーのワッフルは甘いシロップ共々禁止だ。バターはおそらく大丈夫だが、パンやクラッカーはご法度なので、スクランブルエッグに使用する以外は不要だろう。マーガリンは加工された脂肪を含むので厳禁だ。

そういうわけで、**朝食を食べる必要があるのなら、卵（調理法は何でも構わない。ただ**

し、油脂はバターに限る）とイチゴとクリームをお勧めする。そして、それでも本当に空腹なら、レタスに乗せたチーズを食べるといいだろう。

GI値（グリセミック指数）とGL値（グリセミック負荷）

〔GI値〕
食品ごとの血糖値の上昇度合いを表す数値。グルコースはGI値が１００で、炭水化物食品の大半は50から１００の間に収まる。バゲットやスコーンのように、GI値が90台という、グルコースとほとんど同等の食品もある。コーンフレークとベークドポテトは80台だ。かたやパスタは驚くほどGI値は低く40ほどだ。だが、GL値は高い。

〔GL値〕
食品に含まれる炭水化物量を反映し、ゆえにインスリンシステムへの持続的な負荷を反映する数値。イチゴは食物繊維を多く含み、糖の血糖値への影響が抑制されるため、GI値はおよそ40。加えて、糖のほかに炭水化物をほとんど含まないため、GL値はおよそ1と極めて低い。

食品のGL値を導く公式は以下のとおりである。

GL値＝GI値×食品100グラム中の炭水化物量÷100

したがって、グルコース（すべて炭水化物でGI値100）のGL値は、

100×100÷100＝100となる。

GL値が20以上の食品はインスリンシステムへの負荷が高く、10から20は中程度、10以下は低い。日常的な食品のなかでベークドポテトは、GL値が26と最も高いものの一つで、ほかの形態のポテト（マッシュポテトやゆでたポテト）は10台半ばである。パスタは10台後半から20近くまで。コーンフレークのGL値は21と、コメ（GL値22）と同じくらい高くなっている。

理想的には、GI値とGL値の双方が低い食品ほど望ましい。先に、オーストラリア人と英国人のパラドックスに関して登場したシドニー大学の栄養学者ジェニー・ブランド＝ミラーは、さまざまな食品のGI値とGL値の包括的リストを作成した。ハーバード大学も日常的な食品について簡略なリストを提供している。

あなたのインスリン抵抗性が高く、食事のGI値とGL値を最小にしたいのであれば、血糖値測定器で測りながら食事することだ。というのは、人によって代謝が異なるからだが、それでもミラーのリストはそれでも有益な指針になる。

●インスリン抵抗性の疑いがあれば、朝食をやめる

インスリン抵抗性のある人は朝食をとるべきではない。インスリン抵抗性は、必ず、必ず、治さなければならず、朝食抜きはその最初の一歩になる。**朝食をやめられなければ、やがて朝食に殺される**ことになるだろう。

朝食を抜くことに成功した後は、低炭水化物ダイエットが次の一歩となる。

しかし問題は、自分にインスリン抵抗性があるかないかわからないことだ。理想的な世界では、糖尿病予備軍になる前にインスリン値を測定して、インスリン抵抗性を診断されるだろうが、それは私たちの大半には望めない贅沢だ。とはいえ、糖尿病予備軍の診断は簡単で、ＨｂＡ１ｃ、空腹時血糖値、グルコース負荷を調べればわかる。だが、往々にして検査も受けずにそのまま放置されているのが実情だ。

では、糖尿病予備軍のリスクの高い、検査を受けるべき人はどのような人だろう？

米国糖尿病学会によれば、糖尿病予備軍のリスクが高いのは、過体重の成人（ＢＭＩ25以上。アジア人なら23以上）で、以下に該当する人だ。

・45歳以上

・運動不足
・1親等の血縁者（親）に糖尿病患者がいる
・アフリカ人、ラテン系、アジア人（遺伝的にリスクが高い）

また、以下に該当する人は、すでにメタボリックシンドロームを発症している可能性が高い。

・血圧が高い
・心血管疾患である
・コレステロール値が異常。HDLコレステロール34・8㎎／dl以下、あるいは中性脂肪値249・7㎎／dl以上
・妊娠糖尿病になったことがある。あるいは体重が9ポンド（4・1キログラム）以上の赤ちゃんを産んだ
・多嚢胞性卵巣症候群になったことがある
・インスリン抵抗性に関連するほかの症状が見られる

米国糖尿病学会によれば、これらの基準のいずれかを満たす人は3年ごとに糖尿病予備軍の検査を受けるべきだとしている。

そして、診断されたら、以下を核とする治療を行なうのが望ましい。

- **朝食を抜く**
- **低炭水化物ダイエットを行う**
- **運動する**

だが、私の考えでは、米国糖尿病学会の基準に該当する人は、**糖尿病予備軍でなくても朝食を抜くべき**だ。全員がインスリン抵抗性になるリスクを抱えているからだ。このリスクを取り除く一つの方法は、朝食を抜くことだろう。

ほかに必要なのは、低炭水化物ダイエットを行なうことだ。低炭水化物ダイエットに正式な定義はないが、米国家庭医学会は「炭水化物を摂取カロリーの20％未満（1日20〜60グラム）に抑えるダイエット」としている。

低炭水化物を中心とする人気のダイエットはいくつもある（ゾーンダイエット、炭水化物依存向けダイエット、トランス脂肪酸と糖を避ける後期のサウスビーチダイエット、アトキンスダイエット等）、総じてそれらは、スイーツやキャンディ、焼き菓子、パン、コメ、シリアル、ジャガイモなどデンプン質の野菜、甘いデンプン質の果物を食べてはいけないとしているが、ＧＩ値とＧＬ値が低い野菜や果物は食べてもいいとしている。

結局のところ、**あなたの運命を決めるのはあなた自身**だ。喫煙者が余命と引き換えにタバコを楽しむように、あなたも何を優先するか決めなければならない。快楽を優先するのであれば、せめて糖や加工された炭水化物を避けて、リスクを最小限に抑えよう。

この禁止命令の唯一の例外は、航空機のパイロットや心臓外科医など、他人の生命の責任を負う人々だ。彼らはクライアントに最高のパフォーマンスを提供しなければならないので、精製された炭水化物や糖が含まれていても、パフォーマンスを高める食品を食べなければならない。だが、クライアントのために命を縮めても、感謝してくれる人はいないことを覚えておいてほしい。

●朝食の1時間前に「卵」か「チーズ」を食べる

糖尿病予備軍の危険は言うまでもなく、血中のインスリンの増加によってもたらされるが、糖尿病の危険は血中のグルコースが増えることでさらに悪化する。

ロイ・テイラーは、朝食は危険だと「診断する」稀な医師であり、２型糖尿病患者が朝食を抜くことができないのであれば、「２番めの食事現象」を利用すればよいと考えている。

グルコースは、ランゲルハンス島を刺激してインスリンを分泌させる唯一の物質ではない。アミノ酸の中にも、同じ働きをするものがある。

だが、アミノ酸はグルコースと違って、体にダメージを与えない。テイラーは、**朝食の少し前に少々のタンパク質をとれば、食後の高血糖を抑制できる**ことを明らかにした。したがって、あなたが2型糖尿病で、それでも朝食を抜けないのであれば、**朝食の1時間前にゆで卵か、モッツァレラチーズを半分食べる**ことをお勧めする。だが、理想は、その卵かモッツァレラチーズ半分で、朝食を済ませることだ。

一方、あなたが2型糖尿病で、すでに朝食を抜いているのであれば（素晴らしい！）、昼食の1時間前に卵かモッツァレラチーズを食べると、昼食後も血糖値が急上昇しないことを、血糖値測定器が教えてくれるだろう。

●そして私はどのように暮らしているか

私は2型糖尿病だと診断され、医師からさまざまな経口薬を処方された。それでも当初、起床時の血糖値は１４４～１６２㎎／dlという高い値だった。糖分ゼロの低炭水化物ダイエットをしたところ、この数字は１２６㎎／dl前後まで下がった。そして、完全菜食ダイエットを行なったところ、早朝の血糖値は正常値の72～99㎎／dlにまで下がった。

この結果から、**私の場合、動物性食品が2型糖尿病を悪化**させていたことがわかった。

完全菜食ダイエットには別のメリットもあった。心房細動（不整脈の一種）が改善されたのだ。私の年齢の男性が最も抱えやすい健康上の問題は、2型糖尿病と心房細動である。心房細動は悩ましく、そうなっている時の私は、100ヤード（※91・4メートル）歩いただけで息が切れる。だが、**完全菜食ダイエットをするようになってから、細動の発生は激減**した。細動は炎症によって引き起こされる。そして、動物性食品は炎症を引き起こす。このことは、完全菜食ダイエットで心房細動が改善した理由を説明する。

だが、ほどなくして私は完全菜食ダイエットをやめた。それは低炭水化物ダイエットでもあったため、ほとほと飽きてしまったのだ。

完全菜食ダイエットをやめた後も、低炭水化物ダイエットは続けたが、血糖値測定器のおかげで、ホワイトミートと魚、乳製品は血糖値を下げて心房細動の発生を防いでくれるが、レッドミートは害を及ぼすことがわかった。前述のとおり、動物性の食品はすべて何らかの損傷を及ぼすので、朝の血糖値が126㎎／dlを超すようになると、1日か2日、ナッツとキノコの生活に戻った。すると、たちまち早朝の血糖値は正常範囲に戻った。

また、血中コレステロール値は良好なままだった。最初に診断されたとき、私の総コレステロール値は290㎎／dl（正常範囲は193㎎／dl以下）と心配なほど高かった。LDLコレステロール値も含め、ほどよい値にまで下がったのは、低炭水化物と完全菜食ダイエットに取り組んでからだったが、完全菜食ダイエットをやめても上昇することはなかった。つまり、私の総コレステロール（およびＬＤＬコレステロール）にとっては、レッドミートと炭水化物さえ避ければ、それでよかったのだ。

医師からは酒量を控えるようにも言われていた。メイヨークリニックの言葉を借りれば、「アルコールは糖尿病の合併症を悪化させ得る」ということだった。

２０１０年1月1日、私は毎年恒例にしている1カ月間の禁酒を宣言した。すると、どういうわけか、1月が過ぎても禁酒は続き、結局、5月半ばまでの4カ月半、禁酒を続けた。糖尿病の症状がはっきりと出て、病院に駆け込んだのはその5月の末だったので、糖尿病の原因がアルコールだとは思えなかった。診断された当初、私は禁酒を続けたが、ある晩、誘惑に負けた。しかし、翌朝の血糖値は、素晴らしく低かった。以来、私は毎晩、アルコールを飲んでいる。血糖値への影響は極めて良いようだ。

これは驚くには値しない。生化学者は数十年前から知っていたことだが、アルコールは肝臓がグルコースを作るのを抑制し、糖尿病患者にとっては恩恵となるのだ。「酒は低血糖を招く危険性がある」と言われるが、私の場合、科学的な探究心から多く飲んでみても、血糖値が心配なほど下がることはなかった。

これまで述べたとおり、朝食は少なくとも4つの方法で私たちに害を及ぼす。

第1に、朝食は午前中に摂取するカロリーを増やすが、昼食でとるカロリーは減らさない。第2に、午前か午後あるいはその両方で強い飢餓感に襲われる。第3に、朝はインスリン抵抗性が強いため、朝食をとるとメタボリックシンドロームを招く。第4に、炭水化物だらけの朝食がメタボリックシンドロームを悪化させる。

私は、朝食がスリムで健康な若者だけの特権になることを望んでいる。そうではない人は、ウィンストン・チャーチルが語った幸せな結婚の秘訣――昼前に愛する人に会ってはいけない――に倣って、昼前にはカロリーに会わないようにすべきだ。

友人の中には、「カロリーを一切とらないのは厳し過ぎる。コーヒーにミルクを入れるくらいならいいだろう?」と言う人もいる。もちろん、そのとおりだ。だが、**「昼までカロリーゼロ」**を目標にしておけば、ゼロを実行できない人でも、健康を得られるはずだ。

あとがき

2016年8月28日、本書の最終原稿を編集者に届けた翌日、友人からその日の『デイリーメール』紙の一面を飾ったニュースを知らされた。「1日6食は心疾患を食い止めることができたか？　規則正しい食事は動脈血栓で死ぬ確率を最大で30％も下げる」

記事の元になった論文はすぐ見つかった。ジョンズ・ホプキンス大学（メリーランド州ボルチモアにある高名な大学）のチームが『疫学年報（Annals of Epidemiology）』で発表してまもない論文で、7000人近い健康な人を15年間にわたって追跡したものだった。調査の対象となった人々の中には、1日に1食か2食しかとっていなかった人もいれば、1日に6食もとっていた人がいた。そして、頻繁に食べていた人ほど長生きした。

とはいえ、長生きした人は早く亡くなった人と多くの面で異なっていた。年長で、女性と白人が多く、黒人やヒスパニックが少なかった。明らかに教育レベルが高かった。

論文の著者らはこれらの要因を補正しようとしたが、違いがあまりに複雑だったので、うまく補正できなかった。1日6食とる人は1日2食とる人よりも、毎日、758キロカロリー多くとっていた。それは明らかに健康に良くないことなので、長生きした人は多くの食事をとったわりに長命だったと言うべきだろう。

先に述べたように、この類いの研究は、マイケル・マーモットのずいぶん前の主張を裏づけているにすぎない。彼は、西側諸国では社会経済的上層集団が下層集団よりおよそ7年長生きするが、それはおそらく、ストレスが少ないためだ、と主張した。それに加えて、上層集団は朝食を含め、規則正しい食事をとる傾向があるが、下層集団は規則正しく食べることが少ない。つまり、ジョンズ・ホプキンス大学の研究は、頻繁な食事と長寿との因果関係ではなく、相関性を示しただけなのだ。

ジョンズ・ホプキンス大学の研究者にメールを送ったところ、丁寧に以下のような返事をくれた。「〝これは観察研究〟なので、誰かが〝無作為化比較試験〟を行なうまで、実際の因果関係を知ることはできない」

したがって、『デイリーメール』紙のヘッドラインは、こう訂正したほうがよいだろう。

「1日6食は心疾患を食い止めることができたか？　私たちにはわからないが、たぶん、できなかっただろう」

これを結びの言葉として、本書を終えよう。

謝辞

朝食について世間の常識に異議を申し立てるのは、容易ではなかった。友人たちの助けがなければ、このプロジェクトは完遂できなかっただろう。

初めにバッキンガムのスワン・プラクティスの医療スタッフと看護スタッフに感謝を捧げたい。彼らは私の面倒をよく見てくれただけでなく、本書を書くきっかけを与えてくれた。それは血糖値測定器で、おかげで朝食が私にとって危険であることがわかった。

次に親友であり、バッキンガム大学生物化学科の教授だった、故マイク・コーソーンに感謝する。彼は私に「NHS（英国国民健康保険）やNICE（英国国立臨床研究所）、糖尿病関係の慈善団体が炭水化物について話す内容はすべて間違っている」と語った。

同大学のジュリー・ケイクブレッドとエディ・シュースミスにも感謝している。彼らは本書に科学的知見を提供してくれた。同大学にはほかにも友人が多数いるが、残念ながら、彼らは朝食不要論が差し障る分野で働いているので、ここでは名前を出せない。

続いて私の指導教官だった医学アカデミー特別研究員のクリストファー・エドワーズに感謝を捧げたい。１９７６年、彼は研修医だった私に、NICEの食生活指針と矛盾する発見について語り、公的なアドバイスを鵜呑みにしないように忠告してくれた。

さらに、ニューカッスル大学のロイ・テイラーに感謝する。彼は朝食プロパガンダの本質をずいぶん前から見抜いており、親切にも本書のいくつかのチャプターを初期の段階で読んでくれた。残ってしまった誤りはすべて私の責任だが、誤りを少なくしてくれたことをロイに感謝する。

マット・リドリー、ナシーム・タレブ、それにロンドン大学キングス・カレッジのデビッド・エドガートンは、科学的記述を常に支援してくれた。加えて、ワシントンDC、カトー研究所には朝食について洞察の深い友人がいる。彼らとは2016年の大半をともに過ごした、ロシュニ・アシャー、チップ・ナッペンバーガー、パット・マイケルズ、ギラーミナ・サター、ジョー・ベルーニの支援のすべてに感謝する。

妻、サリーは常に最良の支援者であり、草稿を読み、新聞の興味深い記事に印をつけてくれた。彼女に感謝とともに本書を捧げたい。娘のヘレナと息子のテディには、朝食と砂糖中毒についての私の講義を我慢強く聞いてくれたことに感謝する。

本書はフォース・エステイトのルイズ・ヘインズによってずいぶん改善された。彼女に感謝している。デビッド・ルース・エイ、サラ・シケットの貢献にも感謝する。2人は非常に偉大だった。また、素晴らしい表紙を描いてくれたジェイミー・ケネスと、素晴らしいエージェントのフェリシティ・ブライアンに感謝する。

訳者あとがき

原書のタイトルは『BREAKFAST IS A DANGEROUS MEAL : Why you should ditch your morning meal for health and wellbeing』。直訳すれば、「朝食は危険な食事――健康と幸福のためになぜ朝食を抜かなければならないか」。英国アマゾンでは、80を越す高評価のレビューが寄せられています。

著者テレンス・キーリーは、医師にして臨床生化学の博士でもあり、13年にわたってバッキンガム大学の副総長を務め、現在は米国ワシントンDCのケイトー研究所で食糧政策について研究しています。本書はその「生化学者であり医師でもある」著者が、2型糖尿病と診断されたところから始まります。

医師から血糖値測定器を与えられた著者は、自分の血糖値が朝食をとると危険なまでに急上昇することを知ります。けれども世間一般には「朝食は1日で最も大切な食事」と言われます。糖尿病患者に対してもです。本当はどうなのか。著者はさまざまな方向からその真偽を検証していきます。そして至った結論は「朝食をとるべきではない」。世間に浸透している朝食礼賛には根拠がないこと、それどころか、朝食をとるとインスリン抵抗性が高くなり、「静かなる殺人者」メタボリックシンドロームにつながることを突き止めます。

著者自身、「朝食をとりなさい。頻繁に食べなさい。炭水化物を食べなさい」という医師のアドバイスにことごとく逆らい、その結果、当初347mg／dlもあった血糖値がほぼ正常な値（100mg／dl前後）に戻りました。著者の言葉は数多くの堅牢な研究と自らの経験に裏づけられており、説得力があります。

私もさっそく朝食抜きを試しました。といっても、10時頃にはミルクたっぷりのコーヒーや紅茶を飲み、11時には昼食という緩い朝食抜きですが、「あと2キロ減らしたい」と10年来思っていた体重があっさり2キロ減りました。この朝食抜きは続行中で、朝の数時間、お腹が空っぽになっている感じが心地よいです。「朝食は金、昼食は銀、夕食は銅」とよく言われますが、食べ物が豊富すぎる現代にあっては、その教えを見直す必要がありそうです。

「朝食をとるか、とらないか、選択肢は2つに1つ。どちらを選ぶかで長生きするか早死にするかが決まるだろう」と著者は述べます。本書が皆様の健康維持のお役に立つことを祈っています。

野中香方子

3（P275） ラビレは同一グループを対象として、朝食をとった時期と、とらなかった時期を比較したが、ベッツは異なるグループを対象として、一方には朝食をとらせ、一方には朝食を抜かせて比較した。同一の被験者で行なったラビレの実験のほうが、統計的な精度が高いが、どちらの実験ももっと長期間にわたって繰り返さなければ、結果を信頼することはできない。

4（P279） 募金活動のためにアメリカ縦断にチャレンジした英国の若者、ジェイミー・ラムジーは、精力的に運動したのに、思いがけず体重（および腹まわりの肉）が増えた。彼は2014年から2016年にかけて、アメリカ大陸の北端から南端まで、1万6,538キロメートルを走った。平均で1日に1回、マラソンを走ったことになる。1日に6,000キロカロリーを燃焼したが、2016年1月16日の『タイムズ』紙にこう語った。「胴まわりに、以前はなかった脂肪の層が少し付いてしまったよ。縦断中は各地で手に入るものを食べたが、大半は砂糖がたっぷり入った食べ物だった」

5（P284） 主治医は私にグリクラジドを処方した。それほど太っていない2型患者に処方される薬だが、膵臓への影響が気がかりだったので、メトホルミンに変えるよう頼んだ。この話は本書には関係ない。包括的な情報として書き留めただけだ。

6（P299） 実験では、ラットは主に夜に活動し、日中の大半は眠り続ける。日中の給餌の時間には起きているが、ほんの数時間なので、明暗サイクルによる松果体のPer1発現を妨げるほどではない。

7（P301） カレオバはその2食を朝食と昼食にして、夕食を抜いたが、それは1日の食事のうちで朝食が最も大切だと考えていたからだ。皮肉なことに、この実験ではそれが功を奏し、患者たちの体重は落ちた。しかし、体重を落としながら健康を維持するには、夕食ではなく、朝食を抜くべきだった。

8（P325） この疾患を発見したアロイス・アルツハイマー（1864-1915）はババリアの精神科医だった。

Chapter 10

1（P331） パリス・ヒルトンが収監されたとき、出された朝食は、ゆで卵1個とオレンジ1個（それに食パン2枚）という驚くほど健康に良い内容だった（www.dailymail.co.uk/tvshowbiz/article-484973/paris-loses-cool-mocked-chat-king-letterman.html）。 オレンジはもちろん果物だが、バナナ、スイカ、ブドウは別として、果物は一般にGI値（グリセミック指数）とGL（グリセミック負荷）が低く、オレンジも健康に良い。イチゴはGIとGLがより低いので、さらに健康によい。

2（P350） ビル・クリントンの医療アドバイザーのひとりであるマーク・ハイマン博士は、エコ・アトキンスをペガン・ダイエット（＝パレオダイエット＋ヴィーガンダイエット）として宣伝した。彼のウェブサイトを見れば、どの食品がペガンかがわかる（drhyman.com/com/blob/2014/11/07/pegan-paleo-vegan/.2016年1月4日にアクセスした）。

3（P358） 繰り返すが、私にとって過剰な乳製品は害になり、長期間（2、3週間ほど）食べ過ぎると朝の血糖値が高くなり、それを正常範囲に戻すには1日か2日、完全菜食をしなければならない。だが、これは私の体質によるものだ。

6（P211） 2つの世界大戦の間に、糖尿病による死者の数は激減したが、その変化は配給される砂糖の減少に伴って起きた（T.L. Cleave (1974), The Saccharine Disease, John Wright & Sons, Bristol, Chapter 7, Figure 6 [no page numbers in the web version] journeytoforever.org/farm_library/Cleave/cleave_ch7.html）。しかし、そのほかの配給される炭水化物が減っても、糖尿病を原因とする死者数は減らなかった。このことは、私たちが扱う問題の複雑さを示唆し、肥満と糖尿病による死がイコールでないことを語っている。

Chapter 8

1（P238） 一般に医学用語には合理的な起源がある。だが「食事の（prandial）」は例外だ。それはラテン語で「遅い朝食または昼食」を意味するprandiumから派生したものだが、現在、医師および科学者はその言葉で食事や軽食全般を表現する。何かを食べた後はすべて「食後（post prandial）」である。

2（P238） アメリカでは投与するグルコースの量は体重によって決める。体重1キログラムにつきグルコース1.75グラムで、75グラムを上限とする。1975年以前、上限量は100グラムだった。

3（P238） ブドウ糖負荷試験（OGTT）は、糖尿病が疑われる場合にのみ行なわれる。私が受診したときの血糖値は347.6mg/dlで、明らかに糖尿病なのでOGTTを受ける必要はなかった。だが、糖尿病または糖尿病予備軍の徴候や症状があり、空腹時血糖値が100.8mg/dl以上の人はOGTTを受けたほうがよい。

4（P241） 世界保健機関（WHO）は、より高次の基準を用いる。WHOの文言によると「①個人の糖尿病を診断するための糖尿病の定義と、②疫学上の目的のための糖尿病の定義には、重要な違いがある」（WHO(2006), Definition and Diagnosis of Diabetes Mellitus and Intermediate Hyperglycaemia, WHO Press, Geneva, Switzerland）。

5（P254） 1921年は、生化学にとって記念すべき年だ。それは、その時、英国リヴァプールで、世界で最初の生化学の教授職が誕生したからだ。つまり、2番めの食事現象について初めて説明されたのは、この学問分野が誕生して間もない頃のことだったのだ。

Chapter 9

1（P258） F.B.クレーマーとH.N.ギンズバーグ（2014）はDiabetes Care 37:1178-81に、ジェラルド・リーベンの魅力的な人物像、その人となりと研究について書いた。

2（P270） 免疫能力をもつ脂肪細胞が昆虫と人類の共通の祖先で進化し、今に伝わったのか、それとも多くの異なる動物（昆虫、鳥類、コウモリなど）がそれぞれ飛べるようになったように、「平行進化」したのかはわからない。私がまだ医学生だった頃、教師の一人だったユング派分析家は、人間の十二指腸潰瘍は古代の海生甲殻類から受け継いだものという自説を学生たちに信じ込ませようとした。捕食者に襲われたときに胃の内壁を吐き出し、捕食者がそれを食べているうちに逃げる。つまり「胃の内壁を食べてください。命だけはお助けを」という戦略の名残だというのだ。そのユング派分析家は優れた進化生物学者ではなかったが、脂肪組織と免疫は古代から結びついていたという見方だけは正しいようだ。

ウィリアム・バンティングの物語を紹介した。

3（P162） 1980年以来、科学者の表現は大げさになってきて、たとえばremarkable（素晴らしい）という言葉は、35年前の研究論文に比べて、8倍も多く使われている。(C.H. Vinkers et al., 2015, 'Use of positive and negative words in scientific PubMed abstracts between 1974 and 2014: retrospective analysis', BMJ 351:h6467). 結構なことだ。

4（P163） LEARNは伝統的なダイエット法で、「A からZ」で言えばTに相当する。

Chapter 7

1（P181） 興味深いことに、学問としての科学とリベラルアーツはローマ帝国の滅亡とともに消滅したが、その後、技術は著しく進歩した。暗黒時代はじつのところ、それほど暗黒でもなく、クランク、鋤、風車、馬の引き具など、工業や農業の新たな技術が発達した。ローマ帝国はその前のヘレニズム時代と同様、文化的には豊かだったが、奴隷の労働に頼っていたので、技術はそれほど発達しなかったのだ。現代のテクノロジーの繁栄は中世初期に無名の知識人によって、学問としての科学とは無縁のまま生み出された技術にさかのぼることができる。以下の拙著参照。"Sex, Science and Profits"（2008), William, Heinemann, London

2（P187） 細胞によるグルコースの燃焼は、車におけるガソリンの燃焼によく似ている。細胞では、グルコース中の炭素などが酸素と結合（酸化）して、二酸化炭素やエネルギーを放出する。ガソリンの燃焼によるエネルギーは乱暴に放出されるが、グルコースの酸化によって放出されるエネルギーは複雑な生化学的機構によって、より丁寧に利用される。しかし、酸化の基本的科学は同じだ。

3（P199） オバマ大統領の宣言を深刻に受け止めたのは、同じく民主党の元大統領、ビル・クリントンである。2004年に4カ所の心臓バイパス手術と2カ所の冠動脈ステント挿入手術を受けたクリントンは、食事に強い関心を寄せるようになった。2014年3月に長女チェルシーは彼のことを「たぶん世界で最も有名な菜食主義者」と呼んだ。だが、どうやら彼は完全な菜食主義ではなかったようで、脂肪をとるかとらないかで悩んだ（ただし、砂糖については、体に悪いと認識していたので、悩まなかった)。(Sam Apple 15 May 2014, 'A mutable feast', New Republic)

4（P199） 平均的な2型糖尿病の患者は、正式な診断までに4年から7年かかる。(M.I. Harris et al. (1992), 'Onset of NIDDM occurs at least 4-7 yr before clinical diagnosis', Diabetes Care 15:815-19)

5（P202） ジョーは、炭水化物そのものよりも炭水化物食品に添加されるナイアシンが糖尿病と肥満を招く悪者だと考えている。私はその考えに賛成ではないが、公正を期してここに記しておく（S-S. Zhou et al. (2015), 'High serum N1-methylnicotinamide in obesity and diabetes: a consequence of excess nicotinamide?', J. Clin Endocrinol Metab, doi: 10.1210/jc.2015-711; and S-S. Zhou et al. (2015), 'Management of nicotinamide N-methyltransferase overexpression: inhibit the enzyme or reduce nicotinamide intake?,' Diabetologia 58:2191-2)。

Chapter 4

1（P107） 3,682人を対象とするフラミンガム研究により、結婚期間が3年を超える男性は、結婚していない男性より、死亡する確率が46％低いことがわかった（E.D. Eaker et al. (2007),'Marital status, marital strain, and risk of coronary heart disease or total mortality: the Framingham Offspring Study,' Psychosom Med 69: 509-13)。しかし、男性の健康に良いのは一夫一婦の結婚だけで、サウジアラビアの687人の既婚男性を対象とする研究では、妻の数が多いほど冠動脈疾患を患う可能性が高いことがわかった。この687人の男性の68％は妻が1人で、19％は2人、10％は3人、3％は4人だった。そして、一夫多妻だと冠動脈疾患のリスクが4.6倍高くなった。しかし、この研究から明らかになった本当に衝撃的な統計値は、平均年齢が59歳である被験者の56％が糖尿病で、57％が高血圧で、45％が冠動脈疾患の病歴を持っていたことだ（A. Daoulah (2015)。2型糖尿病のインスリン抵抗性とメタボリックシンドロームがサウジアラビアで蔓延しているのは明らかだ。

2（P108） 果物と野菜を多くとることは、社会的支援の豊かさと結びつくとされている（A. Mirzaei et al.(2016), 'Social cognitive predictors of breakfast consumption in primary school's male students,' Globl J Health Sci 8:124-32)。

Chapter 5

1（P128） マット・リドレーは、2015年出版の洞察に富む著書The Evolution of Everything（『進化は万能である――人類、テクノロジー、宇宙の未来』早川書房）で、科学とテクノロジーにおいて、同じ発見が同時になされることは珍しくないと述べている。リドレーによると、優先権や各種の賞や特許に対する科学者や技術者の執着は過剰であり、得てして公正さに欠けるという。

2（P144） プランクの主張は経験的に裏づけられた。全米科学財団が出資したあるグループは、早世した一流の科学者452人について調査した。彼らが亡くなると、彼らの共同執筆者が出す論文の数は急激に落ち込んだ。その一方で、同じ分野に新しいアイデアを持つ新人の科学者が数多く登場し、斬新で引用数もはるかに多い論文が数多く書かれた。P. Azoulat et al. (2015),

3（P148） カール・ポパーのLogic of Scientific Discovery（『科学的発見の論理』恒星社厚生閣）で描かれた世界では、研究者は自らの研究への反論を歓迎し、自身も他者の研究を反証しようとするとされている。とんでもない！　研究者は自分の研究に文句をつけられるのは嫌いだし、敵を作るのも嫌いだ。

Chapter 6

1（P159） 情けないことに、上院委員会に助言したハーバードの科学者たちが製糖業界から賄賂を受け取っていたことが現在ではわかっている。C.E. Kearns et al. (12 September 2016), 'Sugar industry and coronary heart disease: A historical analysis of internal industry documents', JAMA Intern Med, doi:10.1001/jamainternmed.2016.5394.

2（P161） だが、1867年の時点で、ロンドンで葬儀屋を営んでいたウィリアム・バンティング（インスリンを発見したフレデリック・バンティングの祖先）が、著書『Letter on Corpulence Addressed to the Public』のなかで低炭水化物ダイエットを支持していた。2007年、ゲーリー・トーベスが素晴らしい著書『Good Calories, Bad Calories』の冒頭で

reporting and public disclosure of interventional clinical trial results', PLOS Med 12:e1001819）包括的な調査についてはBen Goldacreの2013年の以下の著書を参照。Bad Pharma: How Medicine is Broken, and How We Can Fix It, Fourth Estate, London.

3（P58） 1890年までに、アメリカは1人当たりのGDP（国内総生産）が世界一になっていた（A. Maddison (1982), Phases of Capitalist Development, Oxford University Press）。したがって、深南部の貧困がペラグラの流行を招いたことについては説明が必要だ。ノーベル賞を受賞したアマルティア・センは1999年出版の自著『Development as Freedom』において、「民主主義が機能する世界では、飢餓は一度も起きていない」と書いているので、ペラグラの流行はおそらく、南部諸州での民主主義の発展を阻んだジム・クロウ法（※人種差別的法律）と関係があったのだ。

Chapter 3

1（P81） 今日までに約52種のいわゆる「肥満遺伝子」が肥満と関連づけられてきたが、いずれも単独では強い役割を果たさない。特定の珍しい状況は別として、肥満と過体重は、遺伝子だけでなく、遺伝子と食事や運動量との組み合わせによって起きるからだ（R.J. Loos (2011), 'Genetic determinants of common obesity and their value in prediction, 'Best Pract Res Clin Endocrinol Metab 26: 211-26）。これらの遺伝子の多くは食欲をコントロールする段階で働くが、代謝や腸内細菌の種類に影響するものもある。

2（P94） ヒルとドールは1954年に革新的な論文を発表したが、すでに1930～1940年代に、ドイツの科学者が、ヒトラーの喫煙抑止計画のための研究で同様の結論を出していた。当時、民主主義国では誰もナチの科学に興味を持っておらず、ドイツ語で書かれた研究論文は、英語圏では無視された（R.N. Proctor (2012), 'The history of the discovery of the cigarette-lung cancer link: evidentiary traditions, corporate denial, global toll', Tobacco Control 21: 87-91）。

3（P103） ウィンストン・チャーチルの就寝時間が非常に遅かったのは有名な話だが、彼が昼寝を習慣にしていたこともよく知られている。チャーチルは、内分泌学の近年の発見を予期していたのかもしれない。パリで行なわれた11人の健康な若い男性を被験者とする睡眠実験で、夜に2時間しか眠らせなかったところ、ノルアドレナリン（血糖値を上げるホルモン）とインターロイキン 6（炎症を促進する化学物質）の濃度が上昇したが、昼間に仮眠をとらせると、それらの有害なホルモン反応を逆転させることができた（B Faraut et al. (10 February 2015), 'Napping reverses the salivary interleukin-6 and urinary norepinephrine changes induced by sleep restriction', Journal of Clinical Endocrinology and Metabolism, doi: http//dx.org/10.1210/jc.2014-2566）。仮眠をとったチャーチルが90歳まで生きたことは、偶然ではないだろう。もっとも、これは一つの症例報告に過ぎない。

4（P104） M.G. Marmot et al. (1997), 'Contribution of job control and other risk factors to social variations in heart disease incidence,'Lancet 350: 235-9.

原　註

Chapter 1

1（P23） 糖尿病の検査では血液や尿に含まれるグルコースを調べる。グルコースは多くの糖の一つにすぎないが、糖と同義で用いられる。

2（P36） ケネルム・ディグビー卿（1603 - 65年）は、「目玉焼きとカリカリに焼いたベーコン2枚は、朝食として悪くない」という意見を初めて公表した人物と見なされている。没後の1669年に出版された『学識あるケネルム・ディグビー卿の開かれた私室（The Closet of the Eminently Learned Sir Kenelme Digbie Knight Opened）』においてディグビー卿はそう述べている。彼の父親、エベラード・ディグビー卿は火薬陰謀事件（13人のカトリック教徒がジェイムズ1世の暗殺を図った）に関与したとして処刑された。ケネルム・ディグビーは王立協会の設立者の１人で、ウィンストン・チャーチルの息子ランドルフの妻となるパメラ・ハリマン（旧姓ディグビー）はその子孫だ。ヘザー・アンダーソンは、フルコースの朝食は料理の世界に英国人が残した唯一の偉大な業績だと言ったが、ディグビーはそれが間違っていることを著書で明かしている。彼が言うには、フルコースの朝食が登場する100年も前に、ウルジー枢機卿が絶妙な組み合わせからなる料理を作っているのだ。それは「生クリームをかけたイチゴ」である。

3（P40） 読者のみなさんが、このような主張を多くの医師が支持したことに驚くのであれば、以下の事例について考えていただきたい。2015年のクレディ・スイスの調査によると、医師の54%がコレステロールの多い食品を食べると、血中のコレステロール値が上がるだけでなく、心臓にも害があると考えていた。そうした見方は40年も前に否定され、最初に提唱したアンセル・キーズ自身もそれを取り下げているのだが。研究は次のように報告する。「これは医師たちも根深い誤解を抱えていることを、はっきり示している」（クレディ・スイス・リサーチ・インスティテュート、2015年9月）、'Fat: The New Health Paradigm,' http://publications.credit-suisse.com/tasks/render/file/index.cfm?fileid=9163B920-CAEF-91FB-EE5769786A03D76E 2016年4月にアクセスした）

Chapter 2

1（P49） 10本の論文は以下のとおり。(1)G.C. Rampersaud et al. (2005), J Am Diet Assoc 105: 743-60, (2)M.R. Malinow et al. (1998), N Engl J Med 338：1009-15, (3)A.M. Siega-Riz et al. (1998), Am J Clin Nutr 67(suppl):748S-56S,(4)A. Keski-Rahkonen et al. (2003), Eur J Clin Nutr 57:842-53, (5)H.R. Wyatt et al. (2002), Obes Res 10:78-82, (6)C.S. Berkey et al. (2003), Int J Obes 27:1258-66, (7) R.E. Kleinman et al. (2002), Ann Nutr Metab 46 (suppl 1):24-30, (8)E. Pollitt, R. Mathews (1998), Am J lin Nutr 67 (suppl): 804S-13S, (9)D. Benton, P.Y. Parker (1998), Am J Clin Nutr 67 (suppl): 772S-8S, (10) D.T. Simeon, S. Grantham-McGregor (1989), Am J Clin Nutr 49:646-53.　グーグル・スカラーの検索順の上位10位までを対象とするこの調査は、明らかに単純だが、それでも、学術界が朝食に好意的であるというだけでなく、朝食の研究者と研究がどの程度、業界の支援を受けているかの目安になる。

2（P51） 製薬会社も不都合な論文を公表しようとしないだろう。最近の研究によると、臨床試験の23%は、研究終了から5年経っても公表されていないことが明らかになった。(V.S. Moorthy et al. (2015), 'Rationale for WHO's new position calling for prompt

［著者］
テレンス・キーリー（Terence Kealey）
バーツ及びロンドン医科歯科学校にて医学を研修。オックスフォード大学臨床生化学博士号取得後、ニューカッスル大学に移籍。その後、Wellcome高齢者臨床研究所特別研究員として、ケンブリッジ大学で臨床生化学について教鞭を執る（1986-2001年）。バッキンガム大学副学長（2001-2014年）。現在、ケイトー研究所（ワシントンDC）の科学研究センターの客員研究員として、食糧政策に関する研究に携わる。その他の著書に“Sex, Science & Profits (2006)”“The Economic Laws of Scientific Research (1996)”（邦訳出版なし）。

［訳者］
野中香方子（のなか・きょうこ）
主な翻訳書に『脳をだませばやせられる』（ダイヤモンド社）、『人間は料理をする』（NTT出版）、『脳を鍛えるには運動しかない！』（NHK出版）、『ネアンデルタール人は私たちと交配した』（文藝春秋）、『シリコンバレー式よい休息』（日経BP社）などヘルスケアや自然科学に関する翻訳多数。

朝食はからだに悪い

2019年２月20日　第１刷発行

著　者――テレンス・キーリー
訳　者――野中香方子
発行所――ダイヤモンド社
〒150-8409　東京都渋谷区神宮前6-12-17
http://www.diamond.co.jp/
電話／03･5778･7232（編集）　03･5778･7240（販売）
装丁――――華本達哉
本文デザイン･DTP－梳澤重実
編集協力――飯野実成
製作進行――ダイヤモンド・グラフィック社
印刷――――新藤慶昌堂
製本――――ブックアート
編集担当――鈴木 豪

ISBN 978-4-478-10286-2